中药贴敷 轻松学

刘 波 双 福 **主编**

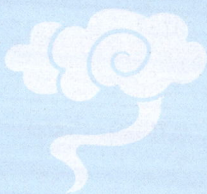

中国纺织出版社有限公司

内容简介

贴敷疗法是一种古老的中医外治方法，有着悠久的历史。通过贴敷中药的吸收渗透，可以治疗多种常见疾病。本书精选家庭常见病症，用全图解的方式介绍了贴敷的基本知识，各种疾病的病因、辨证分型、贴敷治疗方法以及医师提示，让读者根据内容，选择适合自己的贴敷配方，轻轻松松治病，并进行日常保健。

本书力求简洁实用，配方药材以图示展现，加入精准的实景演示，助您实现祛病强身、保健养生的健康梦。

图书在版编目（CIP）数据

中药贴敷轻松学 / 刘波，双福主编. -- 北京 ： 中国纺织出版社，2016.4（2025.9重印）
　ISBN 978-7-5180-0081-4

Ⅰ.①中… Ⅱ.①刘… ②双… Ⅲ.①中药外敷疗法
Ⅳ.①R244.9

中国版本图书馆CIP数据核字（2015）第229697号

策划编辑：樊雅莉　　　　　　　　责任印制：王艳丽

中国纺织出版社出版发行
地址：北京市朝阳区百子湾东里A407号楼　　　邮政编码：100124
销售电话：010－67004422　　　传真：010－87155801
http：//www.c-textilep.com
E-mail：faxing@c-textilep.com
中国纺织出版社天猫旗舰店
官方微博 http://weibo.com/2119887771
天津千鹤文化传播有限公司印刷　　各地新华书店经销
2016年4月第1版　　2025年9月第11次印刷
开本：710×1000　　　1/16　　印张：10
字数：183千字　　　　定价：59.00元（附视频）

如何使用这本书

为了方便您使用中药贴敷疗法治疗疾病，特此将本书的结构和使用方法向您一一介绍。

本书特色

● **基础知识介绍详细**

本书第一章详细介绍了贴敷的基本知识，包括贴敷的起源与现代应用、贴敷的分类与作用机制、贴敷的选穴原则与使用方法、贴敷的注意事项与禁忌等。

● **贴敷配方全图解**

贴敷配方明确，药材使用全图解介绍，便于识别，一看就会。

● **适合全家人使用**

本书介绍一般家庭常见病症的贴敷治疗，并且按照分科介绍，可满足不同读者的需求，让全家人都受益。

● **随书附赠视频**

介绍贴敷基础以及常见疾病的贴敷配方，方便读者学习。

● **病症名**

常见病症、不适症状的名称。

● **原因**

出现病痛及不适症状的原因。

● **症状表现**

病痛在身体上表现出来的可见可感的异常状态。

● **辨证分型**

对病症辨证分型，了解症状，对症治疗。

● **贴敷穴位**

此病症用到的贴敷穴位图示，指导快捷简便取穴。

● **贴敷法治疗**

贴敷法介绍，根据需要推荐配方一、配方二等。

● **配方文字**

了解贴敷使用的药材及用量。

● **用法**

贴敷使用方法介绍。

● **适应证**

适合治疗的病症介绍。

● **配方图解**

药材全图解，便于识别。

● **医师提示**

此疾病生活中的注意事项和日常养护。

声明：本书适用于一般读者，具体使用前可以先咨询医生。

目录 Contents

第一章 中药贴敷必知小常识

第二章 内科疾病贴敷疗法

第三章 外科疾病贴敷疗法

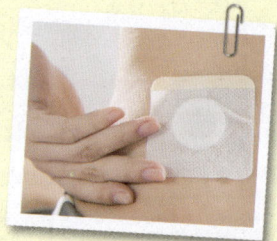

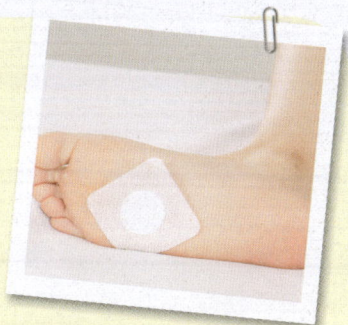

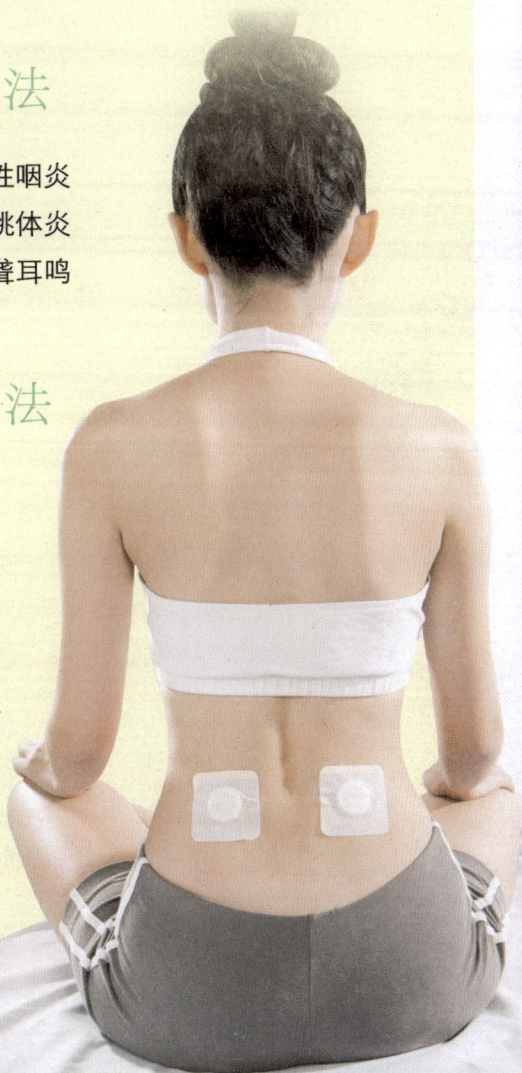

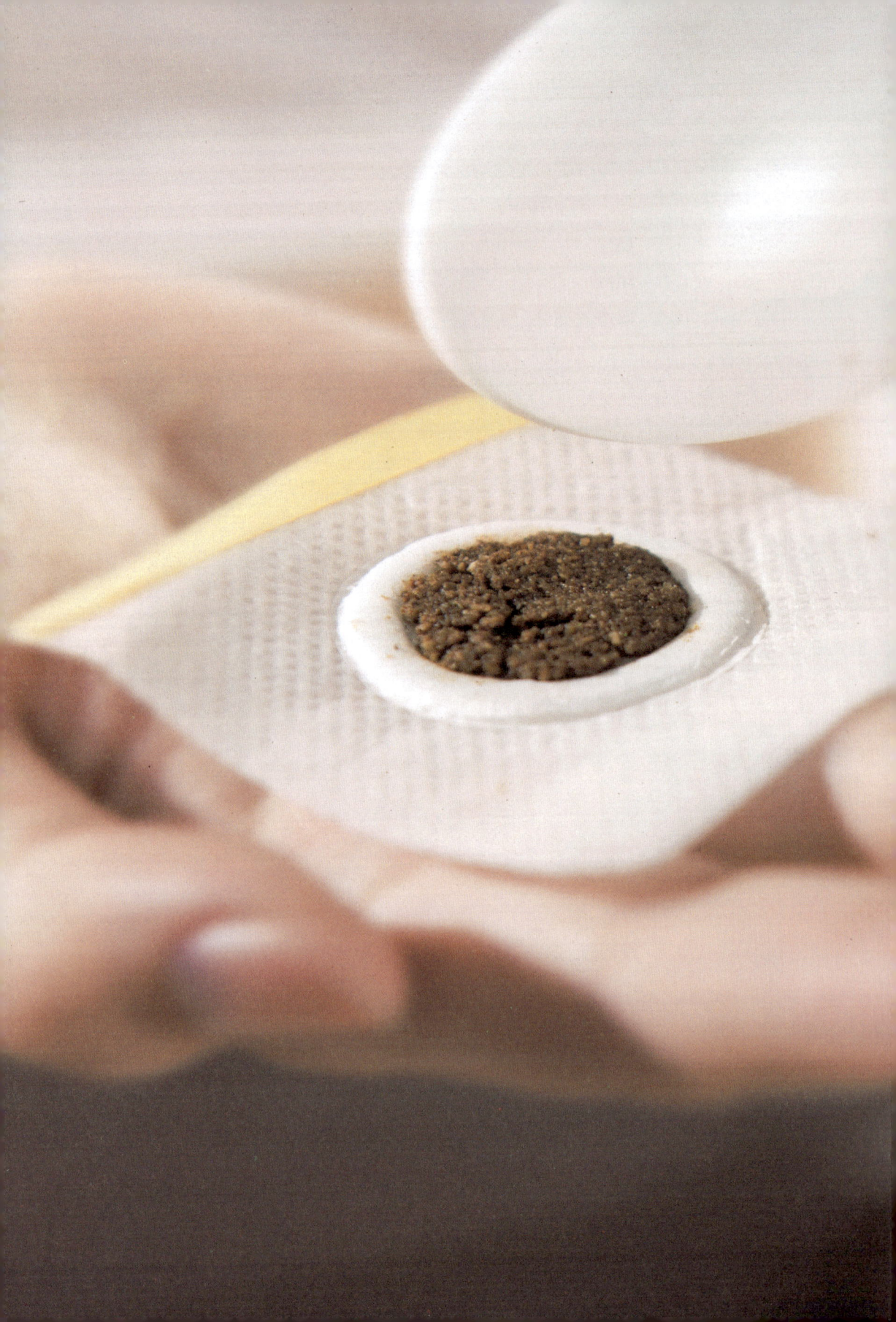

第一章

中药贴敷必知小常识

贴敷发展史——起源与现代应用

初识贴敷——分类与作用机制

学做中药贴敷——选穴原则与使用方法

安全贴敷——注意事项与禁忌

贴敷发展史——起源与现代应用

　　贴敷疗法是一种古老的中医外治方法，有着悠久的历史。早在春秋战国时期的《周礼·天官》中就有运用外敷药物治疗疮疡的记载，如"疡医掌肿疡、溃疡、折疡、金疡、祝药劀杀之齐，凡疗疡以五毒攻之……"，其中"祝药"即敷药。

　　我国现存最早的临床医学文献《五十二病方》中记载用植物外敷伤口，可以减轻疼痛和止血，并可治疗毒蛇咬伤，为后世广泛应用。春秋战国时期，《黄帝内经》载有"颊筋有寒，则急引颊移口，有热则筋弛纵缓，不胜收故僻。治之以马膏，膏其急者；以白酒和桂，以涂其缓者"，即以中药外敷面部两侧，治疗口眼歪斜。汉代张仲景所撰之《金匮要略》一书中曰"屈草带，绕暍人脐，使三两人溺其中，令温。亦可用热泥和屈草"，即用人尿或热泥和屈草敷脐以治疗中暑等疾病。

　　华佗《神医秘传》中治脱疽"用极大甘草，研成细末，香油调敷极厚，逐日更换，十日而愈。"晋代葛洪《肘后备急方》中记载了用生地黄或栝蒌根捣烂外敷治伤。宋代的《普济本事方》曰"治妇人生产数日不下及胞衣死胎不下者，用蓖麻子七粒，去壳研如泥，涂足心(相当于涌泉)，才下，便急洗之"。李时珍的《本草纲目》中记载有吴茱萸贴足心治疗口舌生疮等，至今仍在沿用。《普济方》记载的以生附子末、葱涎研磨拌和如泥糊，贴涌泉穴治疗鼻渊脑泻。

　　至清代外治宗师吴师机《理瀹骈文》一书，广泛搜集整理前人的外敷药方200首，遍涉内、外、妇、儿、五官、伤科等多种病证，如以鸡蛋清调绿豆粉敷脐上治小儿吐蛔，以葱盐敷脐治霍乱转筋，以车前子水调敷脐治泄泻，用大戟、枣肉捣如膏贴脐治便秘，等等。并提出了"外治法可以统治百病"，"外治之理，即内治之理"的观点，标志着贴敷疗法的逐渐成熟。

　　近年来，贴敷疗法在防治疾病方面得到极大发展和广泛应用，许多边缘学科及交叉学科的出现和应用，也为贴敷疗法等中药外治方法注入新的活力。利用贴敷疗法与日常生活用品相结合，研发制造出的药物背心、内衣、胸罩、腰带、护肩、护膝等药物保健品，在市场上备受青睐。

初识贴敷 ——分类与作用机制

常用剂型

散剂 是将多种药物经过粉碎后，混合均匀而成。此法制作简便，剂量可以随时增减，稳定性较好，贮存方便，应用广泛。

糊剂 是将粉碎过筛的药末，用黏合剂如酒、醋、鸡蛋清、麻油等调和均匀而成。可直接涂敷于穴位，外敷纱布，胶布固定。

饼剂 是将药物粉碎后，加入适量的面粉搅拌均匀，压成小饼，上笼蒸熟，并趁热贴于穴位上，冷后更换。

此外还有硬膏、软膏、丸剂、散剂、糊剂、锭剂等剂型。

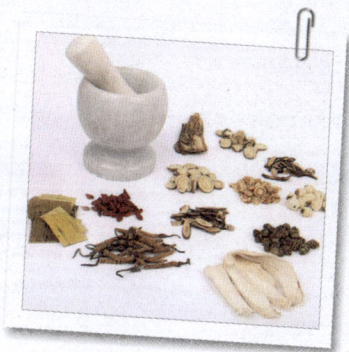

作用机制

敷贴疗法的作用机制比较复杂，目前尚不完全清楚。一般认为：

一是依据中医经络学说，由于经络"内属脏腑，外络肢节，沟通表里，贯穿上下"，是人体营卫气血循环运行的通道，而穴位则是运行通路中的交汇点，不仅反映各脏腑生理病理的机能，同时也是治疗五脏六腑疾病的有效刺激点。因而运用穴位敷贴疗法，刺激和作用于体表腧穴，通过经络的传导，纠正脏腑阴阳的偏盛或偏衰，改善经络气血的运行，对五脏六腑的生理功能和病理状态，可产生良好的治疗和调整作用，达到以穴驱邪和扶正强身的目的。

二是敷贴药物直接作用于体表，使药物透过皮毛腠理由表入里，可改善局部血液循环及周围组织营养，促使药物吸收，达到治疗局部及全身性疾病的作用。

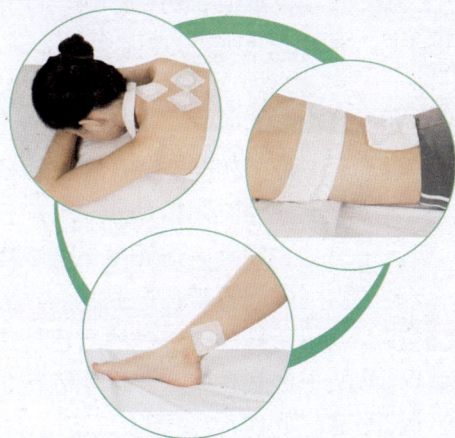

学做中药贴敷——选穴原则与使用方法

穴位是人体脏腑经络气血输注、汇聚于体表的特定部位，是机体内部的一定结构在体表上的投影或反应点，也是治疗的作用点和有效刺激点。穴位贴敷疗法的穴位选择与针灸疗法是一致的，也是以脏腑经络学说为基础，通过辨证选取贴敷的穴位，并力求少而精。此外还应结合一下选穴特点。

● 选择离病变组织或器官最近、最直接的穴位贴敷药物。

● 直接选用阿是穴贴敷药物。

● 选用经验穴贴敷药物，如吴茱萸贴敷涌泉治疗小儿流涎；威灵仙贴敷身柱治疗百日咳等。

> 一般而言，内科、妇科、儿科、五官科病症以循经取穴为主，骨伤科、皮肤科病症则以局部取穴为主。

使用方法

敷贴疗法一般按使用剂型和敷贴部位主要分为敷贴法、敷脐法、贴足法等方法。

敷贴法

将组方药物研成细末，或直接用药粉，或将药粉与各种液体（白开水、白酒、醋、鸡蛋清、药汁、香油等）调成糊状，或将药粉用面糊等黏合剂制成一定大小的药饼，或将新鲜药物洗净直接捣烂成泥状，敷贴患处或穴位，再用纱布、胶布外盖固定，用以防治疾病的敷贴方法。

贴足法

将组方药物研成细末，或直接用药粉，或将药粉与各种液体（白开水、白酒、醋、鸡蛋清、药汁、香油等）调成糊状，或将药粉用面糊等黏合剂制成一定大小的药饼，或将新鲜药物洗净后直接捣烂成泥状，敷贴于足底涌泉穴，再用纱布、胶布外盖固定，用以防治疾病的方法。

敷脐法

将组方药物研成细末，或直接用药粉，或将药粉与各种液体（白开水、白酒、醋、鸡蛋清、药汁、香油等）调成糊状，或将药粉用面糊等黏合剂制成一定大小的药饼，或将新鲜药物洗净后直接捣烂成泥状，填敷脐部神阙穴，再用纱布、胶布外盖固定，用以防治疾病的方法。如果将药物经加热处理后再填敷脐部，又称熨脐法。

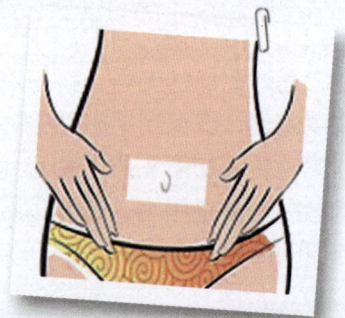

安全贴敷——注意事项与禁忌

遵循辨证施治原则

贴敷疗法与中医内治法一样，必须辨证组方、正确选择贴敷部位，以治本为主，标本兼顾。

注意事项与禁忌

●贴敷部位必须消毒：敷药部位应按常规用75％酒精进行局部消毒，也可用温开水、白酒或其他消毒液清除皮肤表面汗渍、油污，然后施药，以免发生感染。

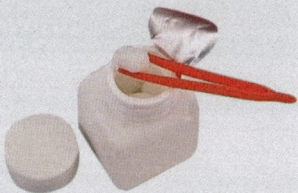

●正确掌握药物的温度与湿度：贴敷炒热的药物时，应注意药物的适当温度，防止发生烫伤。同样，进行湿敷时，要保持药料湿润，以增强渗透性。

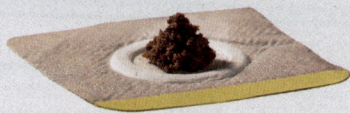

●贴敷治疗期间和贴敷后3天内，应尽量避免食用辛辣、生冷、腥膻、刺激之品如鱼虾、海鲜、猪头肉等，也应避免食用容易引起过敏的食物，并戒烟禁酒。贴敷治疗期间应尽量减少活动。

●皮肤过敏或皮肤破损者不宜使用贴敷疗法，一旦出现贴敷边缘有红色丘疹等皮肤过敏时，应立即洗去药物，停止贴敷。

●外用贴剂，严防误食，儿童须在成人监督下使用。

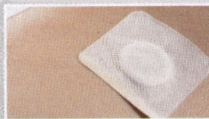

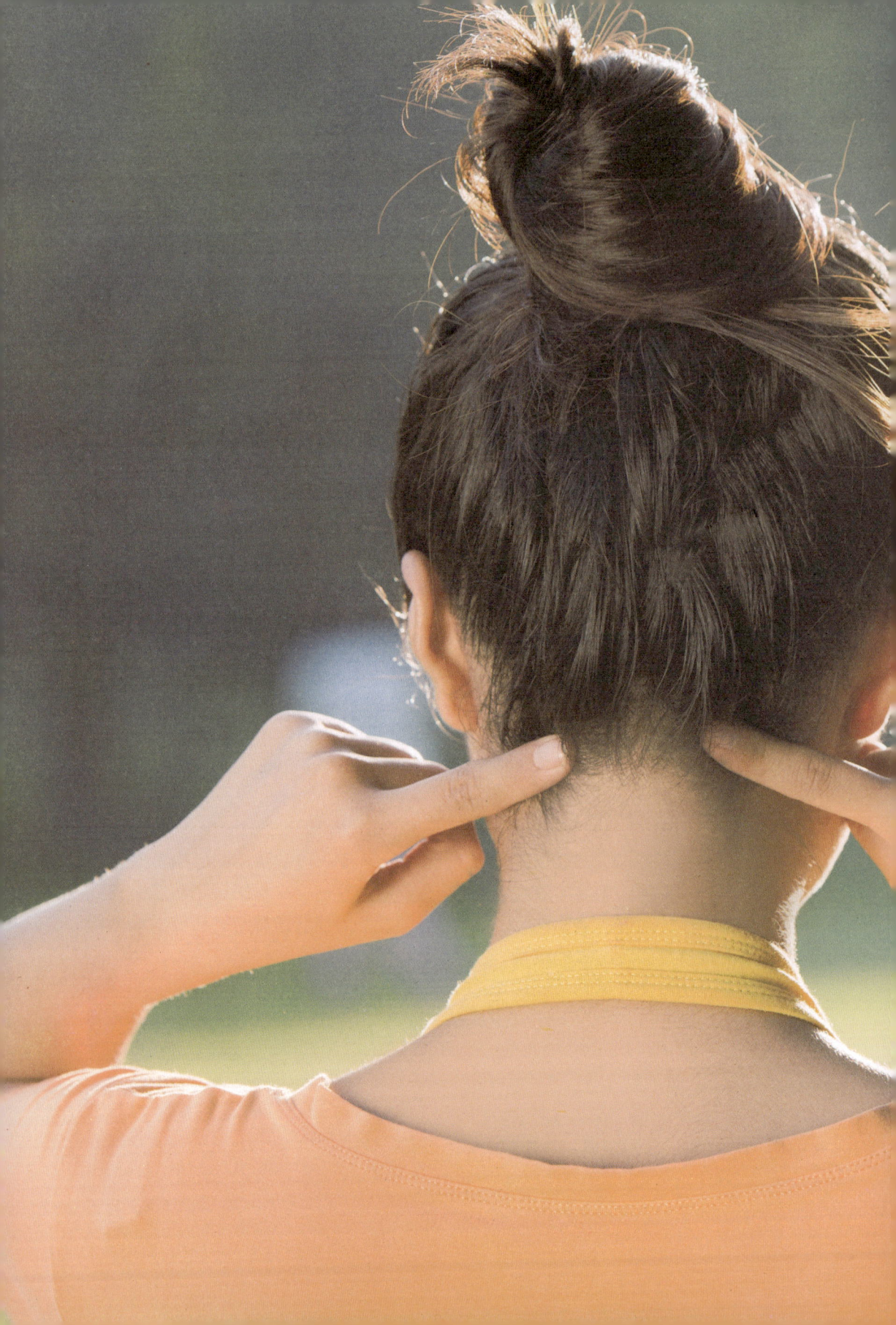

第二章

内科疾病贴敷疗法

感冒	便秘	低血压
咳嗽	哮喘	胃下垂
头痛	过敏性鼻炎	心慌惊悸
头晕	胸胁痛	胆囊炎
失眠	胃痛	高血压
腹泻	冠心病	尿潴留
发热	糖尿病	消化不良
打嗝	高脂血症	

感冒

》症状表现

感冒主要以鼻塞、流涕、喷嚏、咳嗽、头痛、恶寒、发热、全身不适、脉浮为其特点。

》原因

感冒是临床上常见的疾病，多是由感冒病毒引起的，中医认为感冒是感受风邪或时行病毒引起。

辨证分型

风寒感冒：恶寒重，发热轻，鼻塞流清涕，口不渴，苔薄白，脉浮或浮紧。

风热感冒：发热重，恶寒轻，鼻塞流浊涕，口渴，咽痛，苔薄黄，脉浮数。

暑湿感冒：发热、微恶风，汗少、汗出热不退，鼻塞流浊涕，头昏重胀痛，口渴黏腻、渴不多饮，苔薄黄腻，脉濡数。

贴敷穴位

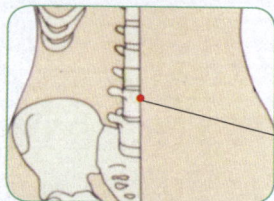
→ 神阙穴

神阙穴 在腹部，脐中央。

【敷贴法治疗】

配方一：
苍术、羌活各30克，枯矾10克，葱白3根。

用法：
将苍术、羌活、枯矾共碾细粉，炒热，再加葱白捣烂，敷脐。

适应证：
风寒感冒之头痛无汗。

苍术	羌活	枯矾	葱白
30克	30克	10克	3根

配方二：

麻黄、香薷各15克，板蓝根、蒲公英各10克，桔梗12克。

麻黄	香薷	板蓝根	蒲公英	桔梗
15克	15克	10克	10克	12克

用法：

将上述药物共碾细粉，取药粉适量撒入脐中心，外用胶布固定以防药粉散落。每日用药1剂，病愈即停。

适应证：

风寒感冒之全身酸痛者。

配方三：

生石膏、板蓝根、连翘、薄荷、淡豆豉各15克，葱白、蜂蜜、鸡蛋清各适量。

生石膏	板蓝根	连翘	薄荷
15克	15克	15克	15克

淡豆豉	葱白	蜂蜜	鸡蛋清
15克	适量	适量	适量

用法：

将生石膏、板蓝根、连翘、薄荷、淡豆豉共碾细粉，取药粉适量，加葱白捣烂如泥，再加入蜂蜜、鸡蛋清调匀，制成圆形小药饼。将药饼烘热，趁热贴敷脐中，外用纱布固定。每日用药1剂，病愈即停。

适应证：

风热感冒之全身酸痛。

医师提示

◎ 加强身体锻炼，增强抗病能力，养成经常性户外活动的习惯。

◎ 保持室内外环境卫生和个人卫生，使室内空气时常新鲜，并有充足的阳光照射。

◎ 患感冒时，多饮开水，饮食宜清淡，忌油腻辛辣燥热，保持充足的睡眠。

咳嗽

》症状表现

以咳嗽为主要临床症状，有痰或无痰，有声无痰为咳，有痰无声为嗽，有痰有声为咳嗽。

》原因

咳嗽的病因分为外因和内因，外因主要是外邪六淫袭肺，内因主要是各脏腑的功能失调，病及于肺。西医的急慢性支气管炎、肺炎等在本节讨论范围内。

辨证分型

风寒咳嗽：咽痒、咳嗽声重、气急，咳痰稀薄色白，鼻塞流清涕，头痛，肢体酸楚，恶寒发热无汗。

风热咳嗽：咳嗽频剧气粗，或咳声嘶哑，咳痰不爽，痰黏稠或稠黄，喉燥咽痛，口渴，鼻流黄涕，头痛，肢楚，恶风身热。

风燥咳嗽：干咳，连声作呛，咽喉干痛，唇鼻干燥，口干，无痰或痰少而黏连成丝，不易咳出，痰中带血丝，鼻塞、头痛、微寒、身楚。

痰湿咳嗽：咳嗽反复发作，咳声重浊，痰黏腻，或稠厚成块，痰多易咳，早晨或食后咳甚痰多，进甘甜油腻物加重，胸闷脘痞，呕恶，食少，体倦，大便时溏。

痰热咳嗽：咳嗽气息粗促，或喉中有痰声，痰多，质黏稠色黄，或有腥味，难咳，或咯吐血痰，胸胁胀满，咳时引痛。

肝火咳嗽：口苦咽干，痰少质黏，或如絮条，咳之难出，胸胁胀痛，咳时引痛，症状可随情绪波动而增加。

阴虚咳嗽：干咳、咳声短促，痰少黏白，或痰中带血，口干咽燥，或声音逐渐嘶哑，手足心热，午后潮热，颧红形瘦神疲。

贴敷穴位

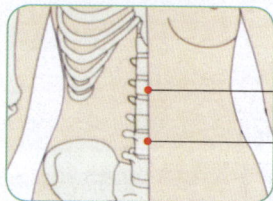

—— 中脘穴
—— 神阙穴

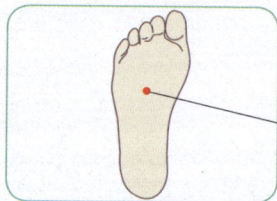

—— 涌泉穴

中脘穴 在上腹部，前正中线上，脐中上方4寸。

神阙穴 在腹部，脐中央。

涌泉穴 在足底，足底第2、第3趾趾缝纹头端与足跟连线的前1/3处，即卷足时，足心前1/3的凹陷中，左右各1穴。

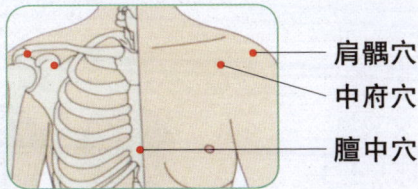

→ 大椎穴
肺俞穴

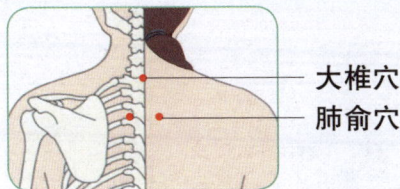

→ 肩髃穴
中府穴
膻中穴

大椎穴 在颈项部，第7颈椎棘突下凹陷中。

肺俞穴 在背部，第3胸椎棘突下，旁开1.5寸，左右各1穴。

肩髃穴 在大臂外侧，肩部三角肌上，臂外展，或向前平伸时，当肩峰前下方凹陷处，左右各1穴。

中府穴 在胸部，胸前壁外上方，平第1肋间隙处，正中线旁开6寸，左右各1穴。

膻中穴 在胸部正中线上，平第4肋间，两乳头连线中点处。

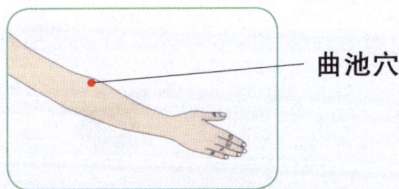

→ 曲池穴

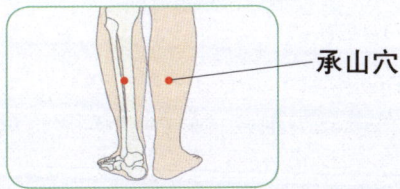

→ 承山穴

曲池穴 在肘部横纹外侧端，屈肘，当尺泽穴与肱骨外上髁连线中点，左右各1穴。

承山穴 在小腿后侧正中，当伸直小腿或足跟上提时，腓肠肌肌腹下出现尖角凹陷处，左右各1穴。

【敷贴法治疗】

配方一：
麻黄、肉桂、白芥子各5克，半夏、细辛各3克，丁香0.5克。

用法：
所备药物共研细粉，肚脐部用75%的酒精消毒后，将药粉置于脐内，再用胶布覆严固定。每日换药1次。

适应证：
风寒咳嗽。

麻黄	肉桂	白芥子
5克	5克	5克
半夏	细辛	丁香
3克	3克	0.5克

配方二：

鱼腥草15克，青黛、蛤壳各10克，葱白3根，冰片0.3克。

鱼腥草	青黛	蛤壳	葱白	冰片
15克	10克	10克	3根	0.3克

用法：

将前3味中药共研细粉，与葱白、冰片一起捣烂成糊，将药物置于脐内，再用胶布覆严固定，每日换药1次。

适应证：

风热咳嗽。

配方三：

五倍子适量。

五倍子
适量

用法：

将五倍子研为细粉，掺膏药中贴脐部。

适应证：

久咳、虚喘。

配方四：

苏叶20克，麻黄12克，桂枝10克，紫菀8克，石膏6克，枳实6克，香油适量。

苏叶	麻黄	桂枝	紫菀	石膏	枳实	香油
20克	12克	10克	8克	6克	6克	适量

用法：

将上述药物研成细粉，以香油调匀成膏。以肺俞、大椎、膻中、曲池作为基础穴位，风寒咳嗽加肩髃、承山；风热咳嗽加中府、中脘。将药物制成0.5克的薄片覆盖在穴位上，再用胶布固定。

适应证：

风寒咳嗽。

配方五：

桃仁10粒，胡椒7粒，杏仁4粒，栀子仁3克，鸡蛋清适量。

用法：

以上药物捣烂，加鸡蛋清调成糊状，敷在双足涌泉穴，用纱布和胶布固定。

桃仁	胡椒	杏仁	栀子仁	鸡蛋清
10粒	7粒	4粒	3克	适量

适应证：

久咳伴有痰多、气喘。

配方六：

草决明、莱菔子各30克。

用法：

将两味药研为细粉，取适量敷于脐孔上，外敷纱布，用胶布固定。每日换药1次。

草决明	莱菔子
30克	30克

适应证：

肺热咳嗽。

配方七：

补骨脂适量。

用法：

将补骨脂研为细粉，掺膏药中，贴于脐部。

补骨脂
适量

适应证：

阳虚咳嗽。

医师提示

◎提高机体卫外功能，增强皮毛腠理适应气候变化的能力。

◎注意起居有节，劳逸结合，保持室内空气清新，消除烟尘和有害气体的危害。

◎保持心情舒畅，避免性情急躁、郁怒化火伤肺。

◎发病后注意休息，清淡饮食，忌食辛辣、香燥、肥甘厚味及寒凉之品。

头痛

以头部疼痛为主要临床表现。头痛部位可位于前额、两颞、巅顶、枕颈或全头部；疼痛性质可为跳痛、刺痛、胀痛、灼痛、重痛、空痛、昏痛、隐痛等；头痛发作形式可为突然发作，或缓慢起病，或反复发作，时痛时止；疼痛的持续时间可长可短，可数分钟、数小时或数天、数周，甚则长期疼痛不已。

>> 原因

中医将头痛辨证分型为外感头痛和内伤头痛两大类。引起的主要原因有风、寒、湿、热等外邪侵袭，瘀血阻于脑络、痰浊上蒙脑窍等。

辨证分型

风寒头痛：头痛连及项背，常有拘急收紧感，或伴恶风畏寒，遇风尤剧，口不渴。

风热头痛：头痛而胀，甚则头胀如裂，发热或恶风，面红目赤，舌尖红。

风湿头痛：头痛如裹，肢体困重。

痰浊头痛：头痛昏蒙，胸脘满闷，呕恶痰涎。

血虚头痛：头痛而晕，心悸不宁，神疲乏力，面色㿠白。

贴敷穴位

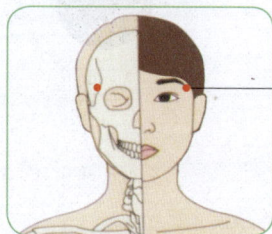

太阳穴

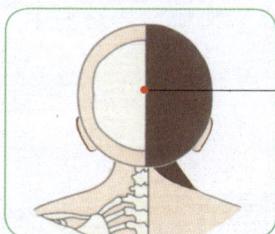

百会穴

太阳穴 在前额两侧，双眼后方，眉梢与外眼角之间，向后约1横指的凹陷处，左右各1穴。

百会穴 在头顶，前发际正中直上5寸，头顶正中线与两耳尖连线交点上。

前额 头部前端、脸部上面的部分。

【敷贴法治疗】

配方一：

川芎、生南星各15克，连须葱白适量。

用法：

将前2味药研为细粉，与连须葱白共同捣烂，调为糊状，贴于太阳穴或痛处。

川芎	生南星	连须葱白
15克	15克	适量

适应证：

风寒外袭之头痛及痰浊头痛。

配方二：

乳香3克，蓖麻子14粒。

用法：

将药物捣烂做饼，贴于太阳穴上，止痛后尽快去除，防止刺激局部皮肤。

乳香	蓖麻子
3克	14粒

适应证：

头痛不可忍者。

配方三：

公丁香1枚，大枣1枚。

用法：

上药同捣如泥，摊贴两太阳穴。

公丁香	大枣
1枚	1枚

适应证：

血虚头痛。

配方四：

蓖麻子30克。

用法：

去壳研烂，摊纸上，贴在左右太阳穴，即止痛。

适应证：

各型头痛。

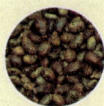

蓖麻子
30克

配方五：

蚕沙15克，生石膏30克，醋适量。

用法：

将药物研成细粉，加醋调为糊状，敷于前额，每日更换，3～5次为1疗程。

适应证：

风热头痛。

蚕沙	生石膏	醋
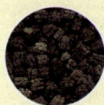		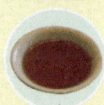
15克	30克	适量

配方六：

胡椒、艾叶各等份，鸡蛋清适量。

用法：

将药物研为细粉，加鸡蛋清调为糊状，敷百会穴，每日更换，5～7日为1疗程。

适应证：

风寒头痛。

胡椒	艾叶	鸡蛋清
	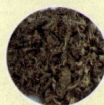	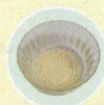
等份	等份	适量

医师提示

◎ 头痛患者宜注意休息，保持环境安静，光线不宜过强。

◎ 各类头痛患者均应禁烟戒酒。

◎ 可选择合适的头部保健按摩法，以疏通经脉，调畅气血，预防头痛发作。

头晕

》 症状表现

　　本病以头晕目眩、视物旋转为主要表现。轻者如坐车船，飘摇不定，闭目少顷即可复常；重者两眼昏花缭乱，视物不明，旋摇不止，难以站立，昏昏欲倒，甚则跌仆。可伴有恶心呕吐、眼球震颤、耳鸣耳聋、汗出、面色苍白等症状。

》 原因

　　中医认为本病病位在脑，与忧郁恼怒、恣食厚味、劳伤过度和气血虚弱有关。有情志不舒、肝阳上亢而发者；有恣食厚味、痰湿中阻而发的；有劳伤过度、肾精亏损，不能上充于脑而发者；病后体虚，气血亏虚，脑失所养也能发生眩晕。

辨证分型

肝阳上亢：眩晕耳鸣，头痛且胀，每因烦劳或恼怒而头晕、头痛加剧，面时潮红，急躁易怒，少寐多梦，口苦。

气血亏虚：眩晕动则加剧，劳累即发，面色苍白，唇甲不华，发色不泽，心悸少寐，神疲懒言，饮食减少。

肾精不足：眩晕而见精神萎靡，少寐多梦，健忘，腰膝酸软，遗精，耳鸣。

痰浊中阻：眩晕而见头昏如蒙，胸闷，恶心，食少多寐。

贴敷穴位

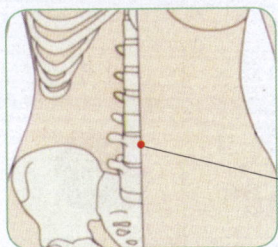

神阙穴

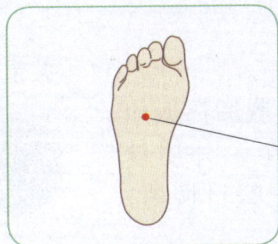

涌泉穴

神阙穴 在腹部，脐中央。

涌泉穴 在足底，足底第2、第3趾趾缝纹头端与足跟连线的前1/3处，即卷足时，足心前1/3的凹陷中，左右各1穴。

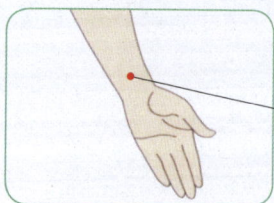

内关穴 在小臂掌侧，腕横纹直上2寸，掌长肌腱与桡侧腕屈肌腱之间，左右各1穴。

【敷贴法治疗】

配方一：

白芥子30克，胆南星、白矾各15克，川芎、郁金各10克，姜汁适量。

用法：
将白芥子、胆南星、白矾、川芎、郁金研成细粉，用姜汁调和成膏状，贴于脐部，外用纱布覆盖，胶布固定，每日换药1次，15天为1疗程。

适应证：
痰浊中阻型头晕。

白芥子	胆南星	白矾
30克	15克	15克
川芎	郁金	姜汁
10克	10克	适量

配方二：

吴茱萸、白芷、川芎各等份。

用法：
将药物研成细粉，用脱脂棉裹如小球状，塞于脐孔中，外用纱布覆盖，胶布固定，每日换药1次，15天为1疗程。

适应证：
肝阳上亢型头晕。

吴茱萸	白芷	川芎
等份	等份	等份

配方三：

夏枯草30克，钩藤20克，桑叶15克，菊花20克，鸡蛋清适量。

夏枯草	钩藤	桑叶	菊花	鸡蛋清
30克	20克	15克	20克	适量

用法：

所备药物共捣烂，加鸡蛋清调成糊状。取适量药糊，贴敷于双足心涌泉穴，纱布覆盖后胶布固定。

适应证：

肝阳上亢型头晕。

配方四：

川芎、黄芪、丹参各15克，樟脑、薄荷、冰片各6克。

用法：

川芎、黄芪、丹参研为细末，用水调成糊状，加樟脑、薄荷、冰片混匀即成。将少许药物放入直径约1.5厘米的塑料薄膜上准确贴敷于一侧内关、涌泉穴，胶布固定，1周后更换另一侧肢体穴位，左右交替。

川芎	黄芪	丹参
15克	15克	15克
樟脑	薄荷	冰片
6克	6克	6克

适应证：

肝阳上亢型头晕。

医师提示

◎反复发作眩晕应到医院查明原因。

◎眩晕发作时，应闭目安卧，以手指按压印堂、太阳等穴，使头面部经气舒畅，眩晕症状可减轻。

失眠

>> 症状表现

>> 原因

>> 症状表现

失眠是一种常见的睡眠障碍，表现为渴求睡眠但又难于入睡的生理、心理性失眠状态。

>> 原因

各种原因都可以导致失眠，中医认为本病多因思虑劳伤或痰火上扰所致。

辨证分型

肝郁化火： 多由恼怒烦闷而生，表现为少寐，急躁易怒，目赤口苦，大便干结，舌红苔黄，脉弦而数。

痰热内扰： 常由饮食不节，暴饮暴食，导致痰热上扰，表现为不寐，头重，胸闷心烦，嗳气吞酸、不思饮食，苔黄腻，脉滑数。

阴虚火旺： 多因体虚精亏，纵欲过度，遗精，使肾阴耗竭，心火独亢，表现为心烦不寐，五心烦热，耳鸣健忘，舌红，脉细数。

心脾两虚： 由于年迈体虚，劳心伤神或久病大病之后，引起气虚血亏，表现为多梦易醒，头晕目眩，神疲乏力，面黄少华，舌淡苔薄，脉细弱。

心胆气虚： 由于突然受惊，或耳闻巨响，目睹异物，或涉险临危，表现为噩梦惊扰，夜寐易醒，胆怯心悸，遇事易惊，舌淡，脉细弦。

贴敷穴位

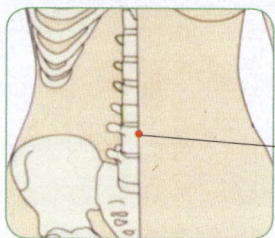

——神阙穴

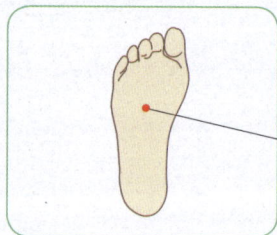

——涌泉穴

神阙穴 在腹部，脐中央。

涌泉穴 在足底，足底第2、第3趾趾缝纹头端与足跟连线的前1/3处，即卷足时，足心前1/3的凹陷中，左右各1穴。

【敷贴法治疗】

配方一：
丹参、远志、硫黄各10克。

用法：
将药物研细粉，每次取2克，用温开水调糊敷脐，胶布固定，每天换药1次。

丹参	远志	硫黄
10克	10克	10克

适应证：
失眠。

配方二：
吴茱萸10克，米醋适量。

用法：
将吴茱萸研细粉，每次取适量，用米醋调糊，贴敷于脚心涌泉穴上，上盖纱布，胶布固定，每日1次。

吴茱萸	米醋
10克	适量

适应证：
失眠。

医师提示

◎积极进行心理情志调整，克服过度的紧张、兴奋、焦虑、抑郁、惊恐、愤怒等不良情绪。

◎从事适当的体力活动或体育锻炼，增强体质，持之以恒，促进身心健康。

◎养成良好的睡眠习惯，睡前避免从事紧张和兴奋的活动，养成定时就寝的习惯。

◎晚餐要清淡，不宜过饱，更忌浓茶、咖啡及吸烟。

◎注意睡眠环境的安宁，祛除各种影响睡眠的外在因素。

腹泻

　　腹泻是大肠疾病最常见的症状，是指排便次数明显超过平日，粪质稀薄，水分增加，每日排便量较多，或含未消化的食物或脓血、黏液。

　　腹泻的病因主要有感受外邪如寒、暑、湿、热，饮食过量，忧郁恼怒，久病失治，先天不足，命门火衰等。

辨证分型

　　寒湿腹泻：泄泻清稀，甚至如水样，腹痛肠鸣，脘闷食少恶寒，发热，头痛，肢体酸痛。

　　湿热腹泻：泄泻腹痛，泻下急迫，势如水注，泻而不爽，粪色黄褐，气味臭秽，肛门灼热，小便短赤。

　　食滞腹泻：腹痛肠鸣，脘腹胀满，泻下粪便臭如败卵，泻后痛减，嗳腐吞酸，泻下伴有不消化食物，不思饮食。

　　脾虚腹泻：大便时溏时泻，完谷不化，迁延反复，食少，食后脘闷不适，稍进油腻之物，则便次明显增多，面色萎黄，神疲倦怠。

　　阳虚腹泻：黎明之前，脐腹作痛，肠鸣即泻，完谷不化，泻后则安，腹部喜温，形寒肢冷，腰膝酸软。

贴敷穴位

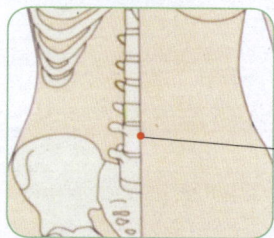

神阙穴

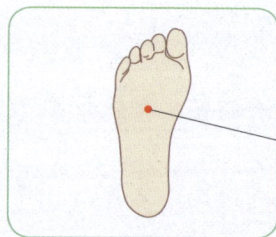

涌泉穴

神阙穴 在腹部，脐中央。

脘腹部 胃脘部及腹部。

涌泉穴 在足底，足底第2、第3趾趾缝纹头端与足跟连线的前1/3处，即卷足时，足心前1/3的凹陷中，左右各1穴。

【敷贴法治疗】

配方一：

苦参30克，木香5克。

用法：

将药物研成细粉，每次取1～2克，以温开水调成糊状敷于脐部，盖上纱布，用胶布固定，每日换药1次。

苦参	木香
30克	5克

适应证：

湿热型腹泻。

配方二：

木香、黄连各6克，吴茱萸3克。

用法：

将药物共研为细粉，加少许水调敷脐部。

木香	黄连	吴茱萸
6克	6克	3克

适应证：

湿热型腹泻。

配方三：

槟榔9克，高良姜3克。

用法：

将药物研成细粉，敷于脐部，盖上纱布，胶布固定，每日1次。

槟榔	高良姜
9克	3克

适应证：

食滞腹泻。

配方四：

吴茱萸30克，食盐适量。

用法：

将吴茱萸用食盐炒热，外敷于脘腹部。

适应证：

寒性泄泻。

吴茱萸	食盐
30克	适量

配方五：

吴茱萸20克，醋适量。

用法：

将吴茱萸研为细粉，过筛，加醋调成膏，敷神阙或双涌泉穴。

适应证：

湿热痢、疫毒痢。

吴茱萸	醋
20克	适量

配方六：

大蒜适量。

用法：

将大蒜捣乱如泥，贴于两足心及脐部，即可止痢。吃2～4瓣大蒜，效果更佳。

适应证：

痢疾初起，突然腹痛，便意急迫，下痢赤白。

大蒜
适量

医师提示

◎ 起居有常，调畅情志，保持乐观情绪，谨防风寒湿邪侵袭。

◎ 适宜清淡、富营养、易消化食物，适当服食山药、莲子、山楂、白扁豆、芡实等助消化食物。

◎ 避免进食生冷不洁，忌食难消化或清肠润滑的食物。

发热

》症状表现

发热是指体温超出正常范围，以发热为主要临床表现的病症。

》原因

发热见于外感和内伤，本节主要讨论内伤发热，内伤发热的病因常见于久病体虚，饮食劳倦，情志失调。

辨证分型

阴虚发热：午后潮热或夜间发热，不欲近衣，手足心热，烦躁，少寐多梦，盗汗，口干咽燥。

血虚发热：发热，热势多为低热，头晕眼花，身倦乏力，心悸不宁，面白少华，唇甲色淡。

气虚发热：发热，热势或低或高，常在劳累后发作或加剧，食少便溏。

阳虚发热：发热而欲近衣，形寒怯冷，四肢不温，少气懒言，面色㿠白，舌质淡胖，或有齿痕。

气郁发热：发热多为低热或潮热，热势常随情绪波动而起伏，精神抑郁，胁肋胀满，烦躁易怒，口干而苦，纳食减少。

痰湿郁热：低热，午后热甚，心内烦热，胸闷脘痞，不思饮食，渴不欲饮，呕恶，大便稀薄或黏滞不爽。

血瘀发热：午后或夜晚发热，或自觉身体某些部位发热，口燥咽干，但不多饮，肢体或躯干有固定痛处或肿块，面色萎黄或晦黯，舌质青紫或有瘀点、瘀斑。

贴敷穴位

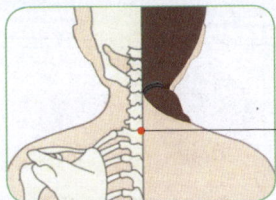

大椎穴

大椎穴 在颈项部，第7颈椎棘突下凹陷中。

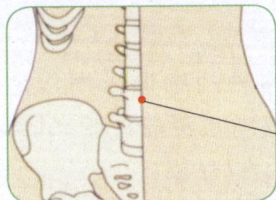

神阙穴

神阙穴 在腹部，脐中央。

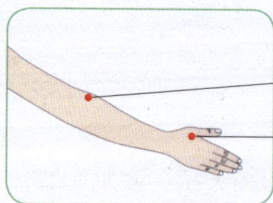

曲池穴
合谷穴

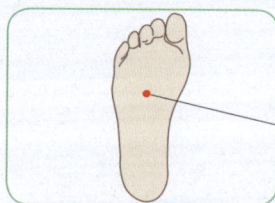

涌泉穴

曲池穴 在肘部横纹外侧端，屈肘，当尺泽穴与肱骨外上髁连线中点，左右各1穴。

合谷穴 在手背，第1、第2掌骨间，当第2掌骨桡侧的中点处，左右各1穴。

涌泉穴 在足底，足底第2、第3趾趾缝纹头端与足跟连线的前1/3处，即卷足时，足心前1/3的凹陷中，左右各1穴。

【敷贴法治疗】

配方一：
生石膏60克，栀子、蒲公英各30克，猪胆汁40毫升。

用法：
上述前3味药共研细末，用鲜猪胆汁调成糊状，摊在布块上，然后贴附于大椎穴、曲池穴、合谷穴。一般贴后2小时开始降温。

适应证：
发热。

生石膏	栀子	蒲公英	猪胆汁
60克	30克	30克	40毫升

配方二：
吴茱萸粉、肉桂粉各30克，醋适量。

用法：
用醋将两种药物调成糊，贴于涌泉穴上，外用纱布覆盖，胶布固定，每日1次，10天为1疗程。

适应证：
阴虚发热。

吴茱萸粉	肉桂粉	醋
30克	30克	适量

配方三：

生栀子10克，鸡蛋清适量。

用法：

生栀子研粉，用新鲜鸡蛋清调成糊状，做成药饼摊于布上，敷在涌泉穴上，外加绷带包扎。每日1次，每次贴敷8小时左右，连用3天。取下药饼皮肤呈鸭蛋青色，颜色越深效果越好。热退后，青色自然消失。

生栀子	鸡蛋清
10克	适量

适应证：

发热。

配方四：

生石膏、板蓝根、连翘、丹参、川芎各15克，葱白、蜂蜜、鸡蛋清各适量。

用法：

将上述前5味药物共碾细粉，取药粉适量，加葱白捣烂如泥，再加入蜂蜜、鸡蛋清调匀，制成圆形小药饼。将药饼烘热，趁热贴敷脐中，外用纱布固定。每日用药1剂。

生石膏	板蓝根	连翘	丹参
15克	15克	15克	15克

川芎	葱白	蜂蜜	鸡蛋清
15克	适量	适量	适量

适应证：

血瘀发热。

医师提示

◎ 长期反复发热应去医院诊治。

◎ 注意休息，多饮水，清淡饮食。

打嗝

》症状表现

打嗝又称"呃逆"，是指胃气上逆动膈，气逆上冲，以喉间呃呃连声，声短而频，难以自制为主要临床表现的病证。

》原因

打嗝的病因是胃气上逆，引起胃气上逆的原因主要有饮食不当、情志不遂和病后体虚等。

辨证分型

胃中寒冷：呃声沉缓有力，胸膈及胃脘不舒，得热则减，遇寒则甚，口淡不渴，或渴喜热饮。

胃火上逆：呃声洪亮有力，冲逆而出，口臭烦渴，多喜冷饮，津液耗伤，脘腹满闷，大便秘结，小便短赤。

气机郁滞：打嗝连声，抑郁恼怒则发作，情志转舒则稍缓，胸胁满闷，脘腹胀闷，嗳气纳减，肠鸣矢气。

脾胃阳虚：呃声低长无力，气不得续，泛吐清水，脘腹不舒，喜温喜按，面色㿠白，手足不温，食少乏力，大便溏薄。

胃阴不足：呃声短促而不得续，口干舌燥，烦躁不安，不思饮食，或食后饱胀，大便干结。

贴敷穴位

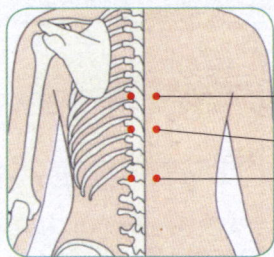

膈俞穴
肝俞穴
胃俞穴

膈俞穴 在背部，第7胸椎棘突下，旁开1.5寸，左右各1穴。

肝俞穴 在背部，第9胸椎棘突下，旁开1.5寸，左右各1穴。

胃俞穴 在背部，第12胸椎棘突下，旁开1.5寸，左右各1穴。

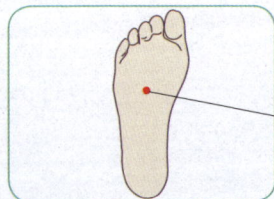

涌泉穴

涌泉穴 在足底，足底第2、第3趾趾缝纹头端与足跟连线的前1/3处，即卷足时，足心前1/3的凹陷中，左右各1穴。

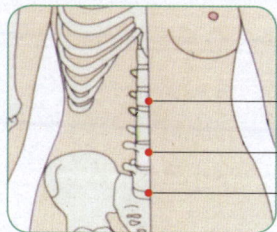

中脘穴 在上腹部，前正中线上，脐中上方4寸。

神阙穴 在腹部，脐中央。

关元穴 在下腹部，前正中线上，脐中下方3寸。

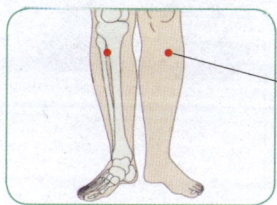

足三里穴 在小腿前外侧，外膝眼（犊鼻穴）下3寸，胫骨前缘外侧约一横指处，左右各1穴。

【敷贴法治疗】

配方一：

吴茱萸粉、肉桂粉各3克，姜汁适量。

用法：

将吴茱萸粉、肉桂粉用姜汁调和，贴敷于涌泉穴，胶布固定，每日1次，5次为1疗程。

适应证：

呃逆。

吴茱萸粉	肉桂粉	姜汁
3克	3克	适量

配方二：

吴茱萸、小茴香、香附各3克，醋适量。

用法：

以上诸药研末，加醋适量调为膏状，敷于神阙穴、中脘穴，胶布固定，每日1次，3次为1疗程。

适应证：

气机郁滞型呃逆。

吴茱萸	小茴香	香附	醋
3克	3克	3克	适量

配方三：

吴茱萸、附子、桂枝、乳香、细辛、干姜、蜀椒各3克，辣椒油适量。

用法：

上药共研细末，取适量与辣椒油调成糊，在膈俞穴、肝俞穴、胃俞穴、中脘穴、足三里穴上贴敷药物，12小时后去除。每天1次，5次1疗程。共2个疗程。

吴茱萸	附子	桂枝	乳香
3克	3克	3克	3克
细辛	干姜	蜀椒	辣椒油
3克	3克	3克	适量

适应证：

呃逆。

配方四：

附子、肉桂、杜仲各3克，姜汁适量。

用法：

以上药物共研末，取适量姜汁调糊，敷于中脘穴、神阙穴、关元穴、足三里穴，纱布覆盖，胶布固定。8小时后摘除，每日1次，5天为1疗程。

附子	肉桂	杜仲	姜汁
3克	3克	3克	适量

适应证：

脾胃阳虚之呃逆。

医师提示

◎保持精神舒畅，避免情志过激。

◎饮食宜清淡易消化，忌生冷、辛辣、肥腻之品，避免饥饱无常。

◎适寒温，慎避外邪。

便秘

》 症状表现

便秘是消化系统疾病的常见症状之一，是指肠道内容物在肠内运行迟缓，排便次数减少，或粪便坚硬，排出困难。

》 原因

便秘发生的原因归纳起来有饮食不节、情志失调、外邪犯胃、禀赋不足等。

辨证分型

热秘： 大便干结，腹胀腹痛，口干口臭，面红心烦，小便短赤。

气秘： 大便干结，或不甚干结，欲便不得出，肠鸣矢气，腹中胀痛，胸胁痞满。

冷秘： 大便艰涩，腹痛拘急，胀满拒按，手足不温。

气虚秘： 大便并不干硬，虽有便意，但排便困难，用力则汗出短气，便后乏力。

血虚秘： 大便干结，面色无华，头晕目眩，心悸气短，健忘。

阴虚秘： 大便干结如羊屎状，形体消瘦，头晕耳鸣，两颧红赤，心烦少寐，盗汗。

阳虚秘： 大便干或不干，排出困难，小便清长，四肢不温，腹中冷痛，或腰膝冷痛。

贴敷穴位

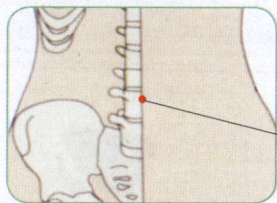

神阙穴

神阙穴 在腹部，脐中央。

【敷贴法治疗】

配方一：

芒硝9克，皂角1.5克。

用法：

将芒硝、皂角研为细粉，过筛，混合均匀，纱布包裹，敷神阙穴。外用胶布固定，并不时往药粉上滴少许水，使之湿润，利于直接吸收。

适应证：

燥热内结型便秘。

芒硝	皂角
9克	1.5克

配方二：

火麻仁60克，大黄15克，郁李仁30克，凡士林适量。

用法：

将药物研为细粉，加凡士林调成膏状，塞于肚脐内，外用胶布固定。

适应证：

便秘。

火麻仁	大黄	郁李仁	凡士林
60克	15克	30克	适量

配方三：

肉苁蓉适量。

用法：

将肉苁蓉粉碎，炒热，用布包好，敷于神阙穴，每日2次，每次30分钟。

适应证：

阳虚型便秘。

肉苁蓉
适量

配方四：

大黄、皂角、黑丑、朴硝各适量。

用法：

将药物研为细粉，加水调敷脐部。

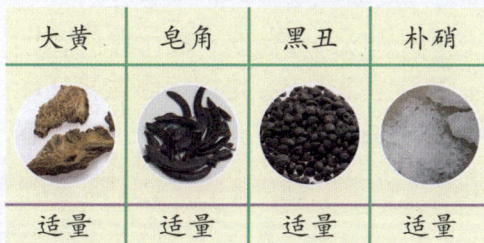

大黄	皂角	黑丑	朴硝
适量	适量	适量	适量

适应证：

燥热内结型便秘。

配方五：

葱白适量。

用法：

将葱白捣烂成饼，敷于神阙穴，上盖厚布一块，用容器装沸水隔布熨烫，每日1～2次，每次30分钟。

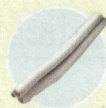

葱白
适量

适应证：

气机郁滞型便秘。

医师提示

◎养成定时排便的习惯（每天2次，每次15分钟），以形成条件反射，建立良好的排便规律。

◎注意排便的环境和姿势，免得抑制便意、破坏排便习惯。

◎避免进食过少或食品过于精细、缺乏残渣，对结肠运动的刺激减少。

◎及时治疗肛裂、肛周感染、子宫附件炎等疾病，泻药应用要谨慎，不要使用洗肠等强烈刺激方法。

哮喘

>> 症状表现

哮喘是以呼吸急促，喉中痰鸣有声，甚至张口抬肩，难以平卧为特征的一类疾病。

>> 原因

本病多因素体虚弱、痰浊内盛和感受风寒、风热之邪，以致痰阻气道，气机升降出纳失常而发生。

辨证分型

寒哮：呼吸急促，喉中哮鸣如水鸡声，胸膈满闷如塞，咳不甚，咳痰量少，痰色白、稀薄而有泡沫，或呈黏沫状，面色晦滞带青，形寒怕冷，口不渴，或渴喜热饮。

热哮：喘而气粗息涌，喉中痰鸣如吼，胸高胁胀，咳呛阵作，咳痰黏浊稠厚，排吐不利，或黄或白，烦闷不安，汗出，面赤，口苦，口渴喜饮，不恶寒。

痰浊阻肺：喘而胸满闷窒，甚则胸盈仰息，咳嗽痰多黏腻色白，咳吐不利，兼呕恶纳呆，口黏不渴。

虚哮：喉中哮鸣如鼾，声低，气短息促，动则喘甚，发作频繁，甚则持续喘哮，口唇、爪甲青紫，舌质紫黯，咯痰无力，痰涎清稀或质黏起沫。

贴敷穴位

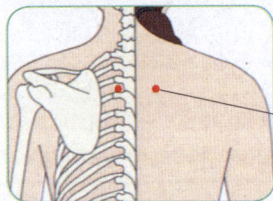

肺俞穴

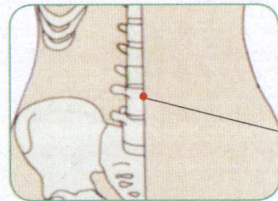

神阙穴

肺俞穴 在背部，第3胸椎棘突下，旁开1.5寸，左右各1穴。

神阙穴 在腹部，脐中央。

【敷贴法治疗】

配方一：

白芥子3克，胡椒1.5克，细辛0.6克，生姜汁适量。

用法：

白芥子、胡椒、细辛共研细粉，加生姜汁调成糊贴敷于肺俞穴，用胶布覆严固定。每周1～2次。

白芥子	胡椒	细辛	生姜汁
3克	1.5克	0.6克	适量

适应证：

寒型哮喘。

配方二：

石菖蒲12克，葱白3根，生姜30克，艾叶1把。

用法：

上述药物共捣烂炒热，贴敷于肺俞穴，用胶布覆严固定。每周1～2次。

石菖蒲	葱白	生姜	艾叶
12克	3根	30克	1把

适应证：

寒型哮喘。

配方三：

麻黄、吴茱萸、白芥子各15克，姜汁适量。

用法：

上述前3味药共研细粉，加生姜汁调制后贴敷于脐孔内，用胶布覆严固定。每2日换药1次，6次为1疗程。

麻黄	吴茱萸	白芥子	姜汁
15克	15克	15克	适量

适应证：

支气管哮喘。

配方四：

细辛、苍耳子、延胡索各4克，麻黄15克，吴茱萸、公丁香、肉桂、白芥子各3克。

用法：

上述药物共研细粉，取适量药粉填满脐窝，外用纱布覆盖，胶布固定。每2日换药1次，7次为1疗程。

适应证：

寒性哮喘。

细辛	苍耳子	延胡索	麻黄
4克	4克	4克	15克

吴茱萸	公丁香	肉桂	白芥子
3克	3克	3克	3克

配方五：

麻黄、半夏、公丁香、白芥子各6克。

用法：

上述药物共研细粉，取适量药粉填满脐窝，外用纱布覆盖，胶布固定。每日换药1次，7次为1疗程。

适应证：

慢性支气管哮喘。

麻黄	半夏	公丁香	白芥子
6克	6克	6克	6克

医师提示

◎ 注意保暖，防治感冒，避免因冷空气的刺激而诱发。

◎ 根据身体的情况，进行适当的体育锻炼，以逐步增强体质，提高抗病能力。

◎ 饮食宜清淡，忌肥甘油腻、辛辣甘甜，预防生痰生火。

◎ 避免烟尘异味。保持心情舒畅，避免不良情绪的影响。

过敏性鼻炎

》 症状表现

过敏性鼻炎又称变态反应性鼻炎，常年发作，以鼻痒、喷嚏连作、鼻流清涕及间歇性或持续性鼻塞不通等为主要临床表现。本病具有病程长、反复发作的特点，属中医"鼻鼽"范畴。

》 原因

本病以多次反复感冒为诱因，为外邪侵入肌腠，肺气失和，机体抗病力减弱所致。

辨证分型

外感风寒： 鼻塞较重，喷嚏频作，涕多而清稀，鼻音重浊。

外感风热： 鼻塞而干，时轻时重，或鼻痒气热，涕少黄稠。

气滞血瘀： 持续性鼻塞，涕多而黏，色白或黄稠，嗅觉不敏，声音不扬。

气虚邪滞： 鼻塞时轻时重，或昼轻夜重，涕黏而稀，遇寒加重，头晕头痛。

贴敷穴位

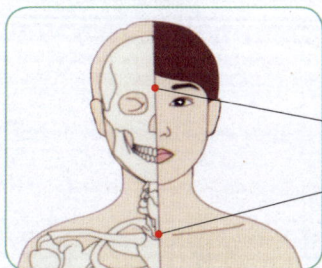

印堂穴
天突穴

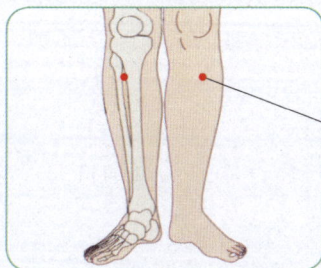

足三里穴

印堂穴 在前额，两眉头连线之中间，与前正中线之交点处。

天突穴 在颈部，前正中线上，胸骨上窝正中央。

足三里穴 在小腿前外侧，外膝眼（犊鼻穴）下3寸，胫骨前缘外侧约一横指处，左右各1穴。

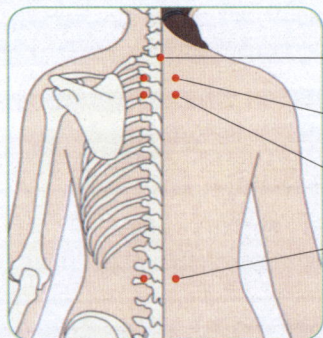

大椎穴 在颈项部，第7颈椎棘突下凹陷中。

风门穴 在背部，第2胸椎棘突下，旁开1.5寸，左右各1穴。

肺俞穴 在背部，第3胸椎棘突下，旁开1.5寸，左右各1穴。

肾俞穴 在腰部，第2腰椎棘突下，旁开1.5寸，左右各1穴。

【敷贴法治疗】

配方一：

独头蒜5克。

用法：

用法：取独头蒜捣烂如泥，将方形胶布中央剪一直径约0.6厘米的圆孔，圆孔对准印堂穴贴上，然后取蒜泥如绿豆大放入孔内，再贴上一层胶布。经15~20钟后，感觉穴位灼热不可忍受即去掉，可见起一小泡，3~4天水泡吸收后再做第2次治疗，3次1疗程，隔10天再做第2个疗程。

独头蒜
5克

适应证：

鼻炎。

配方二：

桑叶、菊花各15克，薄荷汁、辛夷各适量。

用法：

将桑叶、菊花、辛夷捣碎后用薄荷汁调匀，贴于大椎穴、肺俞穴、风门穴，胶布固定，每日1次，10天为1疗程。

桑叶	菊花	薄荷汁	辛夷
15克	15克	适量	适量

适应证：

外感风热。

配方三：

白芥子、甘遂、辛夷、白芷、延胡索各6克，姜汁适量。

用法：

上述前5味药共研细末，生姜汁调糊备用。选取天突穴、大椎穴、肺俞穴、肾俞穴常规消毒后，梅花针轻轻叩刺，微微出血。敷上药物，以麝香壮骨膏外贴，保持6～10小时后取下。10天1次，3次为1疗程，共治疗2个疗程。

适应证：

鼻炎。

白芥子	甘遂	辛夷
6克	6克	6克
白芷	延胡索	姜汁
6克	6克	适量

配方四：

白芍15克，生黄芪20克，白术、防风、当归、辛夷各10克，细辛3克，姜汁适量。

用法：

上述前7味药共研细末，姜汁调成糊状，取适量放于天突穴、大椎穴、肺俞穴、肾俞穴、足三里穴，以麝香壮骨膏外贴，8小时后摘除。每日1次，10天为1疗程。

适应证：

过敏性鼻炎。

白芍	生黄芪	白术	防风
15克	20克	10克	10克
当归	辛夷	细辛	姜汁
10克	10克	3克	适量

医师提示

◎急性期应适当休息，摄食易消化且富有营养之品，多饮热开水，保持大便通畅。

◎应查找过敏原，避免接触。

◎经常锻炼身体，适当户外运动，增强抵抗力。

胸胁痛

胸胁痛是指以一侧或两侧胁肋部疼痛为主要表现的病证，是临床上比较多见的一种自觉症状。

肝乃将军之官，性喜条达，主调畅气机，若因情志所伤，或暴怒伤肝，或抑郁忧思，可使肝失条达，疏泄不利，气阻络痹，而发为肝郁胁痛。

辨证分型

肝郁气滞： 胁肋胀痛，走窜不定，甚则引及肩臂，疼痛每因情志变化而增减，胸闷腹胀，嗳气频作，得嗳气而胀痛稍舒，纳少口苦。

肝胆湿热： 胁肋胀痛或灼热疼痛，口苦口黏，胸闷纳呆，恶心呕吐，小便黄赤，大便不爽，或兼有身热恶寒，身目发黄。

瘀血阻络： 胁肋刺痛，痛有定处，痛处拒按，入夜痛甚，胁肋下或见有癥块。

贴敷穴位

痛处。

【敷贴法治疗】

配方一：

大黄12克，栀子、土鳖虫、延胡索各6克。

用法：

上药研为细末，用温开水调成膏状，做成相应大小药饼贴于痛处，胶布固定，每日1次，7日为1疗程。

大黄	栀子	土鳖虫	延胡索
12克	6克	6克	6克

适应证：

肝胆湿热型胁痛。

配方二：

五倍子50克，栀子、生草乌、大黄、生南星各30克，土鳖虫、乳香、没药各20克，细辛10克，陈醋适量。

用法：

将上述药物加陈醋，布包包裹，置锅内蒸10分钟，温度适宜后热熨痛处，每日1～2次，10次为1疗程。

适应证：

胸胁痛。

五倍子	栀子	生草乌	大黄	生南星
50克	30克	30克	30克	30克
土鳖虫	乳香	没药	细辛	陈醋
20克	20克	20克	10克	适量

配方三：

白及20克，乳香、川芎各10克，没药、血竭、甘草各5克，香附15克，冰片2克，蜂蜜适量。

用法：

上药除蜂蜜外研末过筛，用适量蜂蜜调成糊状，贴敷于患处，纱布覆盖，胶布固定，隔日换药1次，5次为1疗程。

适应证：

肝郁气滞或瘀血阻络型胸胁痛。

白及	乳香	川芎	没药
20克	10克	10克	5克
血竭	甘草	香附	冰片	蜂蜜
5克	5克	15克	2克	适量

医师提示

◎ 饮食宜清淡，忌食肥甘厚味。

◎ 保持心情舒畅，切忌恼怒。

胃痛

》 症状表现

胃痛又称胃脘痛，是指以胃痛为主要症状，多伴有上腹部胀满、嗳气吞酸、食欲不振等表现。

》 原因

中医学认为胃痛或因嗔怒动肝，肝郁化火，灼伤胃络；或因烦劳过度，脏腑之气损伤；或因触冒风寒，饮食不慎；或因情志不舒而诱发。

辨证分型

寒邪客胃：胃痛暴作，恶寒喜暖，得温则痛减，遇寒加重，口淡不渴，或喜热饮。

饮食伤胃：胃脘疼痛，胀满拒按，嗳腐吞酸，呕吐不消化食物，其味腐臭，吐后痛减，不思饮食，大便不爽。

肝气犯胃：胃脘胀痛，痛连两胁，遇烦恼则痛作或痛甚，嗳气、矢气则舒，脘闷嗳气，善太息，大便不畅。

湿热中阻：胃脘疼痛，痛势急迫，脘闷灼热、嘈杂，口干口苦，口渴不欲饮，纳呆恶心，小便色黄，大便不畅。

瘀血停胃：胃脘疼痛，痛如针刺，或似刀割，痛有定处，按之痛甚，痛时持久，食后或入夜痛甚，或见吐血黑便。

胃阴亏虚：胃脘隐隐灼痛，似饥而不欲食，口干咽燥，或口渴思饮，消瘦乏力，大便干结。

脾胃虚寒：胃痛隐隐，绵绵不休，喜温喜按，空腹痛甚，得食痛减，劳累或受凉后发作或加重，时呕清水，神疲纳少，四肢倦怠乏力，手足不温，大便溏薄，舌淡，脉软弱。

贴敷穴位

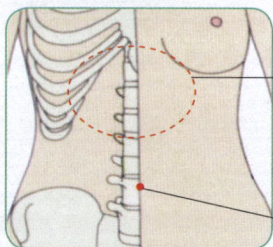

胃脘部

神阙穴

神阙穴 在腹部，脐中央。

胃脘部 泛指胃腔，处在心下。

【敷贴法治疗】

配方一：
香附、高良姜各30克。

用法：
将药物碾成细粉，取适量用水调和成膏状，软硬适中，做成药饼，敷于脐部，外盖纱布，胶布固定。每日换药1次。

适应证：
寒邪型胃痛。

香附	高良姜
30克	30克

配方二：
吴茱萸、高良姜各15克，萝卜末60克。

用法：
将药物捣碎为糊状，装入布袋中，贴敷脐部，胶布固定。每日换药1次。

适应证：
寒性胃痛。

吴茱萸	高良姜	萝卜末
15克	15克	60克

配方三：
黄连、黄柏、黄芩、大黄、滑石各15克，五倍子8克，白蜜适量。

用法：
将药物研成细粉，用白蜜调匀，敷于胃脘部，每日更换1剂，7日为1疗程。

适应证：
热性胃痛。

黄连	黄柏	黄芩
15克	15克	15克

大黄	滑石	五倍子	白蜜
15克	15克	8克	适量

配方四：

香附、栀子、淡豆豉各3克，生姜汁适量。

用法：

将上述前3味药粉碎成细粉，加生姜汁调和后敷于脐部神阙穴，外盖纱布，胶布固定。每日换药1次。

香附	栀子	淡豆豉	生姜汁
3克	3克	3克	适量

适应证：

胃火炽盛型胃痛。

配方五：

川乌、草乌、白芷、白及各10克。

用法：

将药物共研细粉，和面少许，调和成饼，外敷于剑突下胃脘部。

川乌	草乌	白芷	白及
10克	10克	10克	10克

适应证：

寒性胃痛。

医师提示

◎ 养成良好的饮食规律，忌暴饮暴食、饥饱无常。

◎ 保持精神舒畅，避免精神紧张、恼怒。

◎ 胃痛发作时进流质或半流质饮食，少食多餐，以清淡易消化食物为主。

◎ 忌食粗糙多纤维食物，尽量避免进食浓茶、咖啡和辛辣食物，进食宜细嚼慢咽。

冠心病

≫ 症状表现

冠心病属中医胸痹范畴，是冠状动脉粥样硬化性心脏病的简称，是指供给心脏营养物质的血管——冠状动脉发生严重粥样硬化或痉挛，使冠状动脉狭窄或阻塞，以及血栓形成造成管腔闭塞，导致心肌缺血缺氧或梗塞的一种心脏病，亦称缺血性心脏病。

≫ 原因

中医认为本病发生多与寒邪内侵、饮食失调、劳倦内伤、年迈体虚等因素有关。

辨证分型

心血瘀阻：心胸疼痛，如刺如绞，痛有定处，入夜为甚，心痛彻背，背痛彻心，或痛引肩背，暴怒或劳累后加重，胸闷。

气滞心胸：心胸满闷，隐痛阵作，痛无定处，遇情志不遂时诱发或加剧，脘胀嗳气，时欲太息，或得嗳气、矢气则舒。

痰浊闭阻：胸闷重而心痛微，痰多气短，肢体沉重，形体肥胖，遇阴雨天诱发或加重，倦怠乏力，纳呆便溏，咳吐痰涎，舌体胖大、边有齿痕。

寒凝心脉：卒然心痛如绞，心痛彻背，喘不得卧，多因气候骤冷或骤感风寒而发病或加重，心悸，胸闷气短，手足不温，冷汗出，面色苍白。

气阴两虚：心胸隐痛，时作时止，心悸气短，动则加重，伴倦怠乏力，声低气微，面色㿠白，易于汗出。

心肾阴虚：心痛憋闷时作，虚烦不眠，腰膝酸软，头晕耳鸣，口干便秘。

心肾阳虚：心悸而痛，胸闷气短，动则更甚，自汗，面色㿠白，神倦怯寒，四肢欠温、肿胀。

贴敷穴位

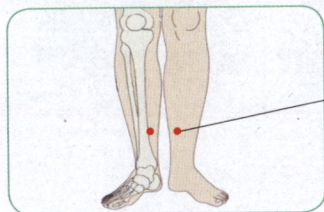

三阴交穴

三阴交穴 在小腿内侧，足内踝尖直上3寸，胫骨内侧后缘，左右各1穴。

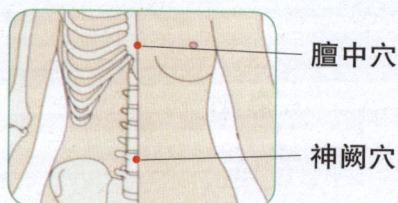

膻中穴　　　　　　　　厥阴俞穴
神阙穴　　　　　　　　心俞穴

膻中穴 在胸部正中线上，平第4肋间，两乳头连线中点处。

神阙穴 在腹部，脐中央。

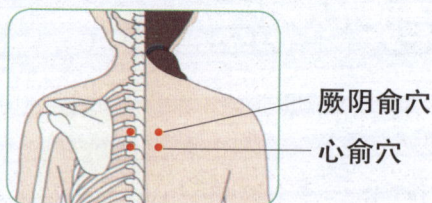

厥阴俞穴 在背部，第4胸椎棘突下，旁开1.5寸，左右各1穴。

心俞穴 在背部，第5胸椎棘突下，旁开1.5寸，左右各1穴。

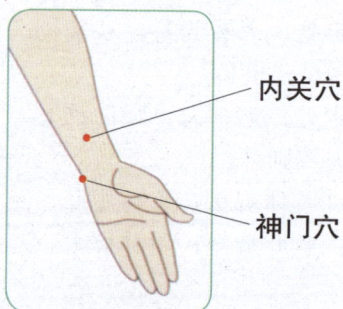

内关穴
神门穴

内关穴 在小臂掌侧，腕横纹直上2寸，掌长肌腱与桡侧腕屈肌腱之间，左右各1穴。

神门穴 在腕部，腕掌侧横纹尺侧端，尺侧腕屈肌腱的桡侧凹陷处，左右各1穴。

【敷贴法治疗】

配方一：
三七、水蛭、黄芪、沉香、丹参、葛根各3克。

用法：
以上药物研末后，用温水调糊，所选穴位常规消毒后，将药糊贴敷于膻中穴、心俞穴、内关穴、神门穴上，用塑料薄膜覆盖后，胶布固定，隔日1次。

适应证：
冠心病。

三七	水蛭	黄芪
3克	3克	3克
沉香	丹参	葛根
3克	3克	3克

配方二：

丹参、党参、黄芪、山药、乳香、没药各3克，醋适量。

用法：

以上药物研为细末后，醋调和均匀，敷于神阙穴中，纱布覆盖，胶布固定，每日1次，10日为1疗程。

适应证：

冠心病。

丹参	党参	黄芪
3克	3克	3克

山药	乳香	没药	醋
3克	3克	3克	适量

配方三：

柴胡、香附、陈皮、赤芍、川芎、瓜蒌、薤白各6克。

用法：

以上药物研为细末后，用醋调成糊状，敷于内关穴、心俞穴、膻中穴、厥阴俞穴、三阴交穴上，纱布覆盖，胶布固定，每日1次，10日为1疗程。

适应证：

冠心病。

柴胡	香附	陈皮
6克	6克	6克

赤芍	川芎	瓜蒌	薤白
6克	6克	6克	6克

医师提示

◎ 注意调摄精神，避免情绪波动。

◎ 注意生活起居，寒温适宜。

◎ 注意饮食调节，饮食宜清淡低盐，食勿过饱；保持大便通畅；忌烟酒刺激之品。

◎ 注意劳逸结合，坚持适当活动。

糖尿病

糖尿病以多饮、多尿、多食、消瘦或尿中有甜味为临床表现，属于中医的消渴病范畴。中医将消渴分为上中下三消，一般以肺燥为主，多饮症状较突出者，称为上消；以胃热为主，多食症状较突出者，称为中消；以肾虚为主，多尿症状较突出者，称为下消。

中医认为，糖尿病是由于先天禀赋不足，复因情志失调、饮食不节等原因所导致。

辨证分型

肺热津伤（上消）：口渴多饮，口干舌燥，尿频量多，烦热多汗，舌边尖红，苔薄黄，脉洪数。

胃热炽盛（中消）：多食易饥，口渴，尿多，形体消瘦，大便干燥，苔黄，脉滑实有力。

气阴亏虚（中消）：口渴引饮，多食与便溏并见，或饮食减少，脉弱。

肾阴亏虚（下消）：尿频量多，混浊如脂膏，或尿甜，腰膝酸软，乏力，头晕耳鸣，口干唇燥，皮肤干燥、瘙痒，舌红苔少，脉细数。

贴敷穴位

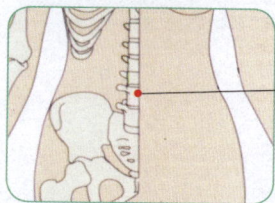

——神阙穴

神阙穴 在腹部，脐中央。

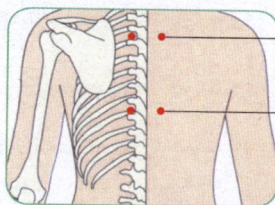

——肺俞穴
——胰俞穴

肺俞穴 在背部，第3胸椎棘突下，旁开1.5寸，左右各1穴。

胰俞穴 在背部，第8胸椎棘突下，旁开1.5寸，左右各1穴。

【敷贴法治疗】

配方一：

麦冬、生地、葛根、知母、黄芩、藕汁各适量。

用法：
上述前5味药研末后用藕汁调和均匀，贴于肺俞穴、胰俞穴、神阙穴上，每日1次，10日为1疗程。

适应证：
消渴病之上消。

麦冬	生地	葛根
适量	适量	适量
知母	黄芩	藕汁
适量	适量	适量

配方二：

山药、山萸肉、茯苓各15克，熟地30克，枸杞子10克，醋适量。

用法：
以上药物研末，醋调均匀后贴敷于神阙穴，外用胶布固定，每日1次，10日为1疗程。

适应证：
消渴病之下消。

山药	山萸肉	茯苓
15克	15克	15克
熟地	枸杞子	醋
30克	10克	适量

医师提示

◎ 在保证机体合理需要的情况下，应限制油脂、糖类的摄入。

◎ 饮食宜以适量米、麦、杂粮，配以蔬菜、豆类、瘦肉、鸡蛋等，定时定量进餐。

◎ 保持情志平和，制定并实施有规律的生活起居制度。

◎ 戒烟酒、浓茶及咖啡等。

高脂血症

》 症状表现

　　高脂血症是指血中脂类，如游离胆固醇、胆固醇酯、甘油三酯的浓度升高。高脂血症是影响人类健康的常见病，是导致动脉粥样硬化性心脏病、肾小球动脉硬化症的危险因素之一。本病属中医的"痰证""痰瘀"范畴。

》 原因

　　本病多由于先天禀赋因素以及后天饮食不节，过食肥甘厚味或劳逸失调所致。

贴敷穴位

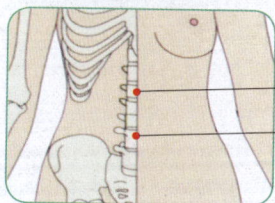

中脘穴
神阙穴

中脘穴 在上腹部，前正中线上，脐中上方4寸。

神阙穴 在腹部，脐中央。

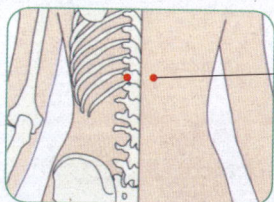

脾俞穴

脾俞穴 在背部，第11胸椎棘突下，旁开1.5寸，左右各1穴。

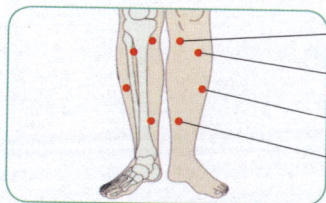

阴陵泉穴
足三里穴
丰隆穴
三阴交穴

阴陵泉穴 在小腿内侧，胫骨内侧髁后下方凹陷处，左右各1穴。

足三里穴 在小腿前外侧，外膝眼（犊鼻穴）下3寸，胫骨前缘外侧约一横指处，左右各1穴。

丰隆穴 在小腿前外侧，外踝尖上8寸，条口穴外1寸，距胫骨前缘二横指处，左右各1穴。

三阴交穴 在小腿内侧，足内踝尖直上3寸，胫骨内侧后缘，左右各1穴。

【敷贴法治疗】

配方一：
麝香2.5克，沉香6.5克，冰片1.5克。

用法：

先把沉香粉碎后，再将麝香、冰片放入研钵中反复研磨，混匀后储瓶备用。取药粉0.5克放在足三里穴、丰隆穴、三阴交穴、脾俞穴、中脘穴上，用胶布固定。每周敷药3次，一般21天1疗程。

麝香	沉香	冰片
2.5克	6.5克	1.5克

适应证：

高脂血症。

配方二：

白术、茯苓、制半夏、枳实、决明子、莱菔子各6克，醋适量。

用法：

以上药物研末备用，醋调成糊状贴于足三里穴、阴陵泉穴、脾俞穴、中脘穴、神阙穴上，纱布覆盖，胶布固定，每日1次，10日为1疗程。

白术	茯苓	制半夏	枳实	决明子	莱菔子	醋
6克	6克	6克	6克	6克	6克	适量

适应证：

高脂血症。

医师提示

◎ 养成良好的饮食习惯，注意定时定量，控制体重。

◎ 积极进行体育锻炼。

◎ 戒烟，吸烟可升高血浆胆固醇和甘油三酯水平。

低血压

》症状表现

低血压是指体循环动脉压力低于正常范围。低血压的诊断尚无统一标准。一般认为成年人上肢动脉血压低于12/8kPa（90/60mmHg）即为低血压。轻者可无任何症状，重者出现精神疲惫、头晕、头痛，甚至昏厥。属于中医气虚、阳虚范畴。

》原因

中医认为本病多由于先天禀赋不足，后天失养所致。

辨证分型

心阳不振：头晕健忘，精神萎靡，神疲嗜睡，面色苍白，四肢乏力，手足发凉，舌质淡、舌体胖嫩，脉沉细或缓而无力。

中气不足：头晕，气短，自汗，四肢酸软，食欲不振，舌淡、苔白，脉缓无力。

心肾阳虚：头晕耳鸣，心悸怔忡，腰膝酸软，汗出肢冷，手足发凉，性欲减退，夜尿多，舌质淡、苔薄白，脉沉细。

阳气虚脱：头晕，面色苍白，恶心呕吐，汗出肢冷，步态不稳，不能站立，神志恍惚，甚则晕厥，舌质淡，脉沉细无力。

贴敷穴位

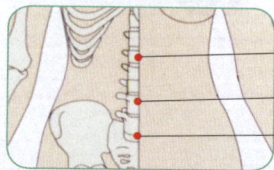

— 中脘穴
— 神阙穴
— 关元穴

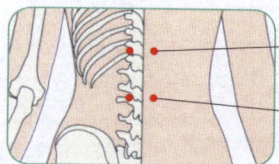

— 足三里穴

中脘穴 在上腹部，前正中线上，脐中上方4寸。

神阙穴 在腹部，脐中央。

关元穴 在下腹部，前正中线上，脐中下方3寸。

足三里穴 在小腿前外侧，外膝眼（犊鼻穴）下3寸，胫骨前缘外侧约一横指处，左右各1穴。

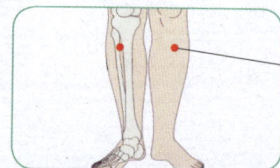

— 脾俞穴
— 肾俞穴

脾俞穴 在背部，第11胸椎棘突下，旁开1.5寸，左右各1穴。

肾俞穴 在腰部，第2腰椎棘突下，旁开1.5寸，左右各1穴。

【敷贴法治疗】

配方一：

黄芪、肉桂、干姜各15克，醋适量。

黄芪	肉桂	干姜	醋
15克	15克	15克	适量

用法：

上药共研细末，储瓶备用。取药适量用醋调匀，取蚕豆大小贴敷于中脘穴、关元穴、足三里穴、脾俞穴、肾俞穴，用麝香壮骨膏固定，1天1次，1月1疗程。

适应证：

低血压。

配方二：

人参、黄芪、丹参各30克，当归、白术各15克，陈皮10克，醋适量。

人参	黄芪	丹参	当归	白术	陈皮	醋
30克	30克	30克	15克	15克	10克	适量

用法：

上药研末，用时取适量用醋调成糊状，用麝香膏贴于神阙穴，隔日1次，10次为1疗程。

适应证：

低血压。

医师提示

◎ 适当锻炼，尤其老年人要根据环境条件和身体情况选择合适的运动项目，如太极拳、散步、健身操等。

◎ 生活要有规律，保持良好的精神状态，防止过度疲劳，因为过度疲劳会使血压降得更低。

胃下垂

>> 症状表现

　　轻度胃下垂者一般无症状，下垂明显者多自述腹部有胀满感、沉重感、压迫感，腹痛多为持续性隐痛，常于餐后发生，与食量有关。进食量愈大，其疼痛时间愈长，且疼痛亦较重。同时疼痛与活动有关，饭后活动往往使疼痛加重。恶心、呕吐常于饭后活动时发作，尤其进食过多时更易出现，便秘。

>> 原因

　　中医认为本病的病因为中气不足，气虚下陷所致。

辨证分型

脾虚气陷：面色萎黄，不思饮食，食后脘腹胀闷，暖气不舒，困乏无力，形体瘦削，气短懒言。舌淡苔白，脉象缓弱。

胃阴不足：面色略红，胃脘或胀或痛，胃中灼热，口燥咽干，烦渴思饮，饥不欲食，口苦口臭，大便干结，小便黄赤。舌质红少津，或有裂纹，无苔，脉细数或细涩；兼有瘀血，舌质紫红，舌下静脉显露，不欲饮水；兼有气滞，脘腹堕胀，气虚，乏力神疲。

贴敷穴位

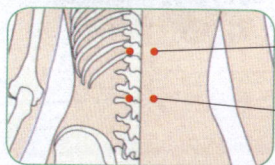

脾俞穴
肾俞穴

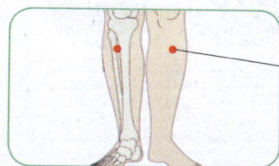

足三里穴

脾俞穴 在背部，第11胸椎棘突下，旁开1.5寸，左右各1穴。

肾俞穴 在腰部，第2腰椎棘突下，旁开1.5寸，左右各1穴。

足三里穴 在小腿前外侧，外膝眼（犊鼻穴）下3寸，胫骨前缘外侧约一横指处，左右各1穴。

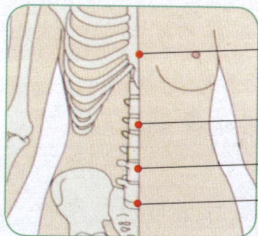

膻中穴
中脘穴
神阙穴
关元穴

膻中穴 在胸部正中线上，平第4肋间，两乳头连线中点处。

中脘穴 在上腹部，前正中线上，脐中上方4寸。

神阙穴 在腹部，脐中央。

关元穴 在下腹部，前正中线上，脐中下方3寸。

【敷贴法治疗】

配方一：

蓖麻子仁10粒，五倍子5克。

用法：

上药共捣烂如泥，空腹时贴敷于神阙穴，胶布固定。每日1次，10日为1疗程。

适应证：

胃下垂。

蓖麻子仁	五倍子
10粒	5克

配方二：

黄芪、升麻、白术、当归各15克，醋适量。

用法：

上药共研细末，储瓶备用。用时用醋调匀，取蚕豆粒大小贴于关元穴、神阙穴、中脘穴、膻中穴、脾俞穴、肾俞穴、足三里穴，用胶布固定，1天1次，1月1疗程。治疗期间配合艾条灸百会穴，每次30分钟，每天1次。

适应证：

胃下垂。

黄芪	升麻	白术	当归	醋
15克	15克	15克	15克	适量

医师提示

◎饮食调理的第一要求便是每次用餐量宜少，但次数可以增加，每日4～6餐为合适。

◎平时所吃的食物应细软、清淡、易消化。

◎忌刺激性强的食物如辣椒、姜、过量酒精、咖啡、可乐及浓茶等。

心慌惊悸

》》 症状表现

心慌惊悸是病人自觉心中悸动，惊惕不安，甚则不能自主的一种病症。临床一般多呈反复发作，每因情志波动或劳累而发作，且常伴胸闷、气短、失眠、健忘、眩晕、耳鸣等症状。

》》 原因

中医认为本病的主要原因有体虚劳卷，七情所伤，感受外邪和药食不当，种种原因导致心失所养，心神不安而发病。

贴敷穴位

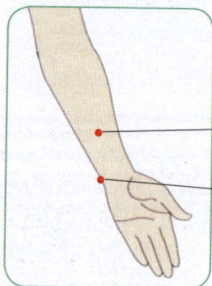

郄门穴 在小臂掌侧，曲泽穴与大陵穴的连线上，腕横纹上5寸，左右各1穴。

阴郄穴 在小臂掌侧，尺侧腕屈肌腱的桡侧缘，腕横纹上方0.5寸，左右各1穴。

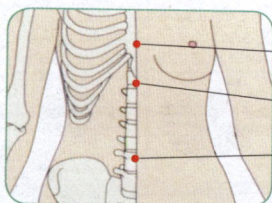

膻中穴 在胸部正中线上，平第4肋间，两乳头连线中点处。

巨阙穴 在上腹部，前正中线上，肚脐中间上方6寸处。

神阙穴 在腹部，脐中央。

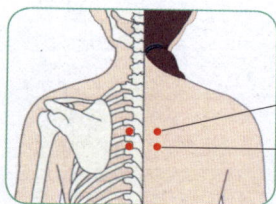

厥阴俞穴 在背部，第4胸椎棘突下，旁开1.5寸，左右各1穴。

心俞穴 在背部，第5胸椎棘突下，旁开1.5寸，左右各1穴。

【敷贴法治疗】

配方一：

桃仁、红花、乳香、没药、附子、朱砂、冰片各3克，生姜汁适量。

用法：

上药除冰片、生姜汁外研成细末，用时取适量药粉加入适量冰片，用生姜汁调成糊状，贴于心俞穴、厥阴俞穴、膻中穴、巨阙穴2～4小时，每天1次，1月1疗程。

桃仁	红花	乳香	没药
3克	3克	3克	3克
附子	朱砂	冰片	生姜汁
3克	3克	3克	适量

适应证：

心悸。

配方二：

瓜蒌、薤白、白芷、赤芍、川芎、陈皮、檀香各3克，生姜汁适量。

用法：

上述前7味药研细末，用时取适量，用生姜汁调成糊状，用敷料贴于膻中穴、心俞穴、厥阴俞穴、巨阙穴、阴郄穴、郄门穴、神阙穴上，每次贴4～6小时，每天1次，连续1个月1疗程。

瓜蒌	薤白	白芷	赤芍
3克	3克	3克	3克
川芎	陈皮	檀香	生姜汁
3克	3克	3克	适量

适应证：

心悸。

医师提示

◎ 调摄情志，经常保持心情愉快，精神乐观，情绪稳定，避免精神刺激。
◎ 节制饮食，宜营养丰富而易消化，低脂、低盐饮食。

胆囊炎

》 症状表现

本病主要表现为反复发作性上腹部疼痛，腹痛多发生于右上腹或中上腹部，每因情志不畅或进食油腻食物后上述症状加重。

》 原因

本病属于中医"胁痛、痞满"范畴，多因情志不舒，过量饮酒、饮食不节、多食油腻而致肝气郁结，脾失健运，胃失和降，胆失疏泄而发病。

辨证分型

肝气郁结：胁肋胀痛，走串不定，疼痛每因情志变化而增减，胸闷，喜叹息，得嗳气或矢气则舒，纳呆食少，脘腹胀满。

瘀血阻络：胁肋刺痛，固定不移，入夜尤甚，舌质紫黯。

湿热蕴结：胁肋胀痛，触痛明显，拒按，口干苦，胸闷纳呆，厌食油腻，恶心呕吐，小便黄赤。

肝阴不足：胁肋隐痛，绵绵不已，遇劳加重，咽干口燥，头晕目眩，两目干涩。

贴敷穴位

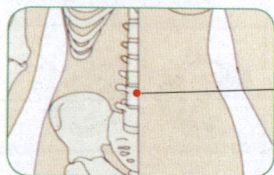

—— 神阙穴

神阙穴 在腹部，脐中央。

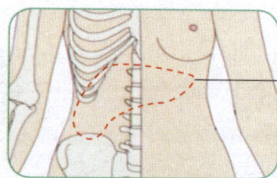

—— 胆囊投影区

腹部胆囊投影区 右腹直肌与右肋弓交界处。

【 敷贴法治疗 】

配方一：
芒硝50克，冰片5克。

用法：
上药研末后混匀，用一块大小合适的纱布平铺桌面上，撒上药粉约1厘米厚，纱布向一面折数层，将薄层面敷于腹部胆囊投影区，用

芒硝	冰片
50克	5克

胶布固定，再敷数层纱布，3天换药1次，3次为1疗程。

适应证：
胆囊炎。

配方二：
柴胡、郁金、白芍、大黄、虎杖、白术、山药、槟榔、厚朴、鸡内金、麝香、穿山甲、地骨皮各3克，白醋适量。

柴胡	郁金	白芍	大黄	虎杖	白术	山药
3克	3克	3克	3克	3克	3克	3克

槟榔	厚朴	鸡内金	麝香	穿山甲	地骨皮	白醋
3克	3克	3克	3克	3克	3克	适量

用法：
上药研细末，用时白醋调匀，贴于神阙穴，胶布固定，1天换药1次，1月1疗程。

适应证：
慢性胆囊炎。

医师提示

◎ 积极预防和治疗细菌感染及并发症，注意饮食卫生，防止胆道寄生虫病的发生，并积极治疗肠蛔虫症。

◎ 生活起居有节制，注意劳逸结合、寒温适宜，保持乐观情绪及大便通畅。

◎ 经常保持左侧卧位，有利于胆汁排泄。

◎ 应选用低脂肪餐，以减少胆汁分泌，减轻胆囊负担。

高血压

高血压是指患者收缩压和（或）舒张压超过正常范围（收缩压＞135mmHg，舒张压＞90mmHg），主要表现为头痛并伴有恶心、呕吐等症状，另外还可有眩晕、耳鸣、心悸气短、失眠、肢体麻木等。

>> 原因

本病的病因主要有情志、饮食、体虚年高等方面。

辨证分型

肝阳上亢：眩晕，耳鸣，头目胀痛，口苦，失眠多梦，遇烦劳郁怒则加重，甚则仆倒，颜面潮红，急躁易怒，肢麻震颤。

阴虚风动：平素头晕耳鸣，腰酸，突然发生口眼㖞斜，言语不清，手活动不利，甚或半身不遂，舌质红，苔腻。

贴敷穴位

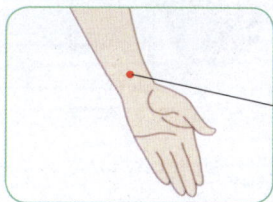

内关穴

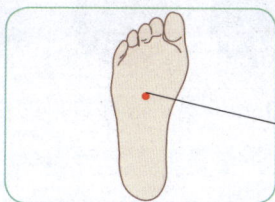

涌泉穴

内关穴 在小臂掌侧，腕横纹直上2寸，掌长肌腱与桡侧腕屈肌腱之间，左右各1穴。

涌泉穴 在足底，足底第2、第3趾趾缝纹头端与足跟连线的前1/3处，即卷足时，足心前1/3的凹陷中，左右各1穴。

【敷贴法治疗】

配方一：
吴茱萸、醋各适量。

用法：
将吴茱萸研末过筛，装瓶备用。每晚临睡前取15～30克，用醋调贴敷双侧涌泉穴，次日取下。10天1疗程，连用2个疗程停止。

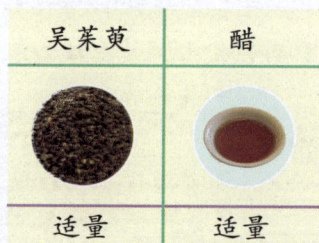

吴茱萸	醋
适量	适量

适应证：

高血压。

配方二：

吴茱萸、磁石、肉桂、附子、地龙、栀子各3克，老陈醋适量。

吴茱萸	磁石	肉桂	附子	地龙	栀子	老陈醋
3克	3克	3克	3克	3克	3克	适量

用法：

以上药末研末过筛，取适量用适当老陈醋调糊，贴于双侧涌泉穴上，每日1次，10日为1疗程。

适应证：

高血压。

配方三：

川芎、黄芪、丹参各6克，樟脑、薄荷、冰片各3克。

用法：

川芎、黄芪、丹参研极细末，用水调成糊状，加入樟脑、薄荷、冰片混匀，使用时取少许糊状药物抹于塑料薄膜上准确贴敷于一侧内关、涌泉穴上，再用胶布固定。1周后更换另一侧肢体穴位，左右交替。

川芎	黄芪	丹参
6克	6克	6克
樟脑	薄荷	冰片
3克	3克	3克

适应证：

高血压。

配方四：

桑叶、菊花、川牛膝、磁石、薄荷、木香、紫苏、檀香各3克，醋适量。

用法：

以上药物研末后加醋调和，取适量贴于双侧涌泉穴，纱布覆盖，胶布固定，临睡时贴敷，次日取下。每日1次，10日为1疗程。

适应证：

高血压。

桑叶	菊花	川牛膝	磁石
3克	3克	3克	3克

薄荷	木香	紫苏	檀香	醋
3克	3克	3克	3克	适量

配方五：

夏枯草30克，钩藤20克，桑叶15克，菊花20克，吴茱萸粉10克。

用法：

将上述前4种药物加水煎汤，待水温后加入吴茱萸粉调和均匀，取适量贴敷于双侧涌泉穴，每日1次，10～15天为1疗程。

适应证：

高血压。

夏枯草	钩藤	桑叶	菊花	吴茱萸粉
30克	20克	15克	20克	10克

医师提示

◎减少钠盐摄入，每日摄入量应少于6克，并增加食物中钾盐的摄入量。

◎适当降低体重，减少体内脂肪含量。

◎不吸烟，同时避免被动吸烟，否则可能导致血管内皮损害，增加高血压患者发生动脉粥样硬化性疾病的风险。

尿潴留

》症状表现

尿潴留是指膀胱内大量尿液不能随意排出的一种常见症状，属于中医学"癃闭"范畴。

》原因

本病常见原因是盆腔、会阴等部位炎症刺激引起膀胱括约肌痉挛；脑脊髓病变、精神创伤；下部尿路周围组织机械性堵塞。

辨证分型

湿热下注：小便量少难出，点滴而下，严重时点滴不出，小腹胀满，口苦口黏，口渴不欲饮，大便不畅，舌红，苔黄腻，脉沉数。

肝郁气滞：小便不通或通而不畅，小腹胀急，胁痛，口苦，苔薄白，脉弦。

瘀浊痹阻：小便滴沥不畅，或时而通畅，时而堵塞，小腹胀满疼痛，舌紫黯，或有瘀点，脉涩。

肾气亏虚：小便不通或滴沥不畅，排出无力，腰膝酸软，精神不振，舌淡，脉沉细弱。

贴敷穴位

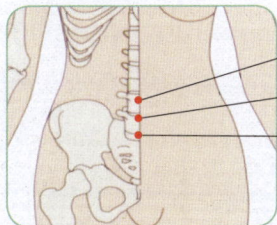

神阙穴 在腹部，脐中央。

气海穴 在下腹部，前正中线上，脐中下方1.5寸。

关元穴 在下腹部，前正中线上，脐中下方3寸。

【敷贴法治疗】

配方一：
车前草30克，食盐3克。

用法：

取车前草、食盐捣烂为泥，将药泥贴敷于脐下气海穴或关元穴，范围以10平方厘米为宜，涂覆成一片，待药泥干后再反复涂覆2～3次。用塑料布封包效果更好。

车前草	食盐
30克	3克

适应证：

尿潴留。

配方二：

麻黄、肉桂各15克，黄酒或60%酒精适量。

用法：

上述前2味药研成粉末，装瓶备用。取药末5克，用黄酒或60%酒精调和后，分成2等份置于纱布上，分别敷于神阙和关元穴上，每天1次。如加热敷效果更佳。若无效，次日可再敷，直至小便排出为止。

麻黄	肉桂	黄酒或60%酒精
15克	15克	适量

适应证：

尿潴留。

配方三：

麝香1克，葱白5克。

用法：

将葱白切末，捣烂，涂胶布上成一饼状，再将麝香均匀撒在葱饼表面，贴于肚脐固定，外用热水袋热敷。

麝香	葱白
1克	5克

适应证：

尿潴留。

配方四：

独头蒜1个，栀子3枚，盐适量。

用法：

擦净肚脐及周围皮肤，取独头蒜和栀子捣烂后加少许食盐调和外敷神阙穴，每日1～2次，每次20～30分钟。

独头蒜	栀子	盐
1个	3枚	适量

适应证：

尿潴留。

配方五：

甘遂、皂角各6克，姜汁适量。

用法：

甘遂、皂角研末混匀，用时取适量，姜汁调成糊，敷于关元穴，直径约2厘米，厚度适当。以油纱布或干纱布覆盖，胶布固定。每6小时换药1次，直至小便正常排出。治疗过程中可间断导尿。

甘遂	皂角	姜汁
6克	6克	适量

适应证：

尿潴留。

医师提示

◎若膀胱充盈过度，应及时采取导尿措施。

◎消除精神紧张，作腹肌收缩、松弛交替锻炼。

消化不良

消化不良的症状主要有上腹痛、上腹胀、早饱、嗳气、食欲不振、恶心、呕吐等。

>> 原因

中医认为本病主要因为脾胃功能失调所致，多由先天禀赋不足，久病失养，忧思恼怒等引起。

辨证分型

脾胃气虚：面色萎黄，神疲乏力，大便多不成形或夹有不消化食物。

脾胃不和：面色少华，大便偏干，苔、脉无特殊变化。

胃阴不足：面色萎黄，口干，多饮，甚至每食必饮，烦热不安，便干溲赤。

肝旺脾虚：好动多啼，性躁易怒，睡眠中咬齿磨牙，便溏溲少，舌光，苔净。

贴敷穴位

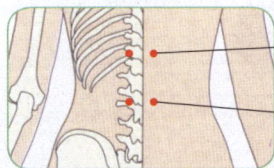

脾俞穴
肾俞穴

脾俞穴 在背部，第11胸椎棘突下，旁开1.5寸，左右各1穴。

肾俞穴 在腰部，第2腰椎棘突下，旁开1.5寸，左右各1穴。

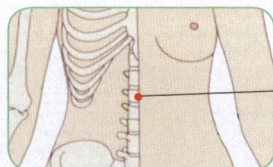

中脘穴

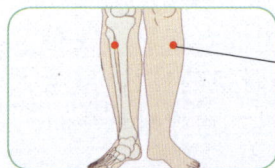

足三里穴

足三里穴 在小腿前外侧，外膝眼（犊鼻穴）下3寸，胫骨前缘外侧约一横指处，左右各1穴。

中脘穴 在上腹部，前正中线上，脐中上方4寸。

【敷贴法治疗】

配方一:

白芥子12克,细辛9克,延胡索、生甘遂、生附子各3克,生姜汁和蜂蜜各适量。

白芥子	细辛	延胡索	生甘遂	生附子	生姜汁	蜂蜜
12克	9克	3克	3克	3克	适量	适量

用法:

上述前5味药研粉,用生姜汁和蜂蜜将药物调成糊状,制成1平方厘米的药块,将胶布剪成5平方厘米方块,药放在胶布中央,贴在足三里穴、脾俞穴、肾俞穴、中脘穴上,每次贴敷时间2～3小时,10天1次,7次为1疗程。

适应证:

消化不良、胃炎。

配方二:

吴茱萸100克,乌梅50克,延胡索50克,陈醋适量。

吴茱萸	乌梅	延胡索	陈醋
100克	50克	50克	适量

用法:

上药研细末,用陈醋调成糊状,敷贴于中脘穴、足三里穴、脾俞穴,外用胶布固定,每次贴10小时,每星期2次,10次为1疗程。

适应证:

燥热内结型便秘。

医师提示

◎ 改变饮食习惯,按时就餐,坐着吃饭,不要站立或蹲着就餐。

◎ 禁忌辛辣、油炸、烟熏和烧烤食物等,不吃过酸、过冷等刺激性强的食物,不饮酒,少饮浓茶、咖啡等。多吃素菜和粗纤维食品如芹菜、香菇等。

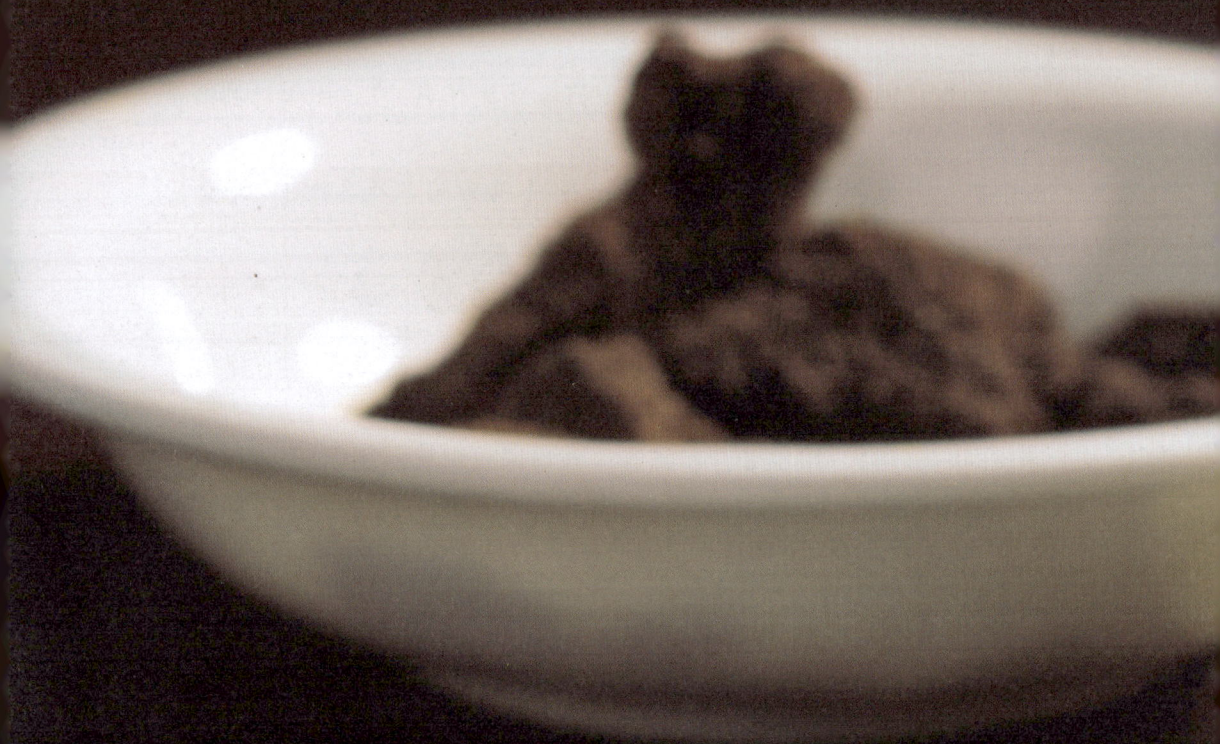

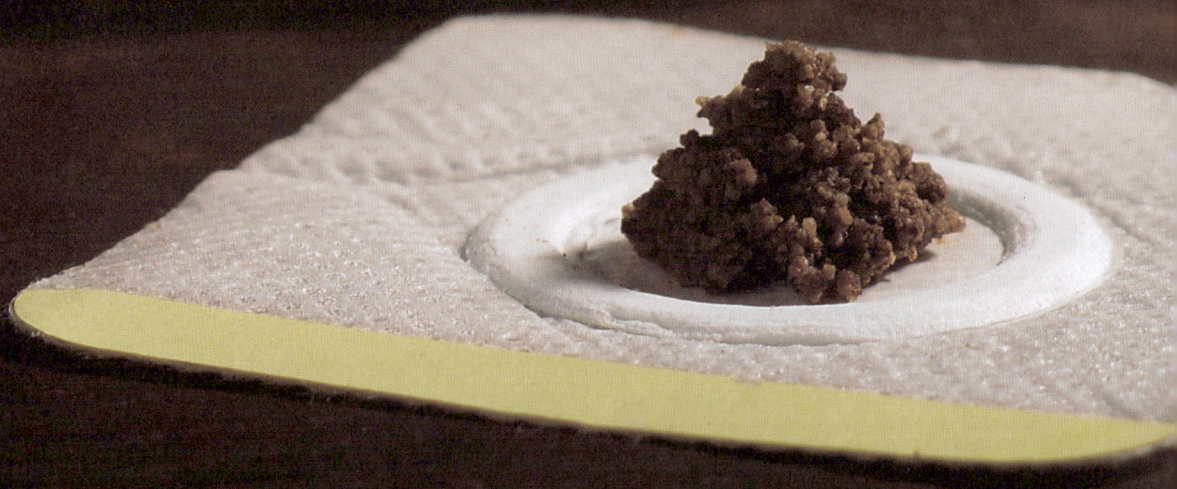

第三章

外科疾病贴敷疗法

落枕

》 症状表现

落枕又称失枕，是颈部常见的软组织损伤之一。多因睡眠时枕头过高、过低或过硬，或睡姿不良，头颈过度偏转，使颈部肌肉长时间受到牵拉，处于过度紧张状态而发生静力性损伤的肢体痹病类疾病。主要表现为颈项疼痛、酸胀、活动不利。

》 原因

中医认为，此病乃因平常缺乏筋骨锻炼，身体衰弱，气血不足，循环不畅，舒缩活动失调；或因严冬受寒或盛夏贪凉，风寒外袭，致经络不舒，肌筋气血凝滞而痹阻不通，僵硬疼痛而发生。

贴敷穴位

颈部。

【 敷贴法治疗 】

配方一：
米醋300～500毫升。

用法：
将一块棉纱布浸泡在米醋中，片刻后取出，平敷在颈部肌肉的疼痛处，再将一个装满热水（水温在70～80℃）的热水袋放在浸有米醋的棉纱布上进行热敷，持续20～30分钟。热水的温度不宜过高或过低，必要时可更换热水袋中的热水以保持温度。在进行热敷的同时，患者可不断活动颈部以加强疗效，活动的范围应由小至大。一般落枕患者用此法治疗1～2次后，疼痛的症状就可明显缓解。

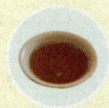

米醋

300～500毫升

适应证：
落枕。

配方二：

生桃叶适量。

用法：

将生桃叶用布袋包好，上锅蒸片刻，热敷颈部。每次20分钟，每日2～3次。

适应证：

气滞型落枕。

生桃叶
适量

配方三：

大黄150克，木瓜、土鳖虫、蒲公英各60克，栀子、没药各30克，乳香15克，凡士林适量。

用法：

将上述药物研细粉，取适量调凡士林敷患处，每日1次，3日为1疗程。

适应证：

各型落枕。

大黄	木瓜	土鳖虫	蒲公英
150克	60克	60克	60克
栀子	没药	乳香	凡士林
30克	30克	15克	适量

医师提示

◎ 一般落枕经1～2次治疗即可痊愈。

◎ 注意颈项部保暖，避风寒。

◎ 枕头要富有弹性，高度以侧卧位时头部与身体能平直为佳。

◎ 发生落枕后，不要惊慌，若感觉症状严重，应该就近就医，以免处理不当伤及颈椎关节。

痔疮

>> 症状表现

痔疮主要表现为便血，便血的性质可为无痛、间歇性，便后鲜血，便时滴血或手纸上带血，便秘、饮酒或进食刺激性食物后加重。单纯性内痔无疼痛，仅坠胀感，可出血，发展至脱垂，合并血栓形成、嵌顿、感染时才出现疼痛。外痔平时无特殊症状，发生血栓及炎症时可有肿胀、疼痛。

>> 原因

痔疮是人体直肠末端黏膜下和肛管皮肤下静脉丛发生扩张和屈曲所形成的柔软静脉团。多见于经常站立者和久坐者。痔疮包括内痔、外痔、混合痔。中医认为痔疮的发生主要是由于人体阴阳失调，加之外感、内伤、六淫、七情等因素所致。

辨证分型

气滞血瘀：肛内有肿物脱出，肛管紧缩，坠胀疼痛，甚或嵌顿，肛缘水肿，触痛明显，大便带血。

湿热瘀滞：便血鲜红，便时肛内有肿物脱出，可自行还纳，肛门坠胀或灼热疼痛，腹胀纳呆。

脾虚气陷：便时肛内有肿物脱出，不能自行还纳，便血色淡，肛门下坠，少气懒言，面色少华，纳少便溏。

贴敷穴位

患处。

【 敷贴法治疗 】

配方一：
鲜马齿苋适量，白矾10克。

用法：
取鲜马齿苋洗净后捣烂如泥，将白矾均匀掺入泥膏中，用时外敷患处，每日1次。

鲜马齿苋	白矾
适量	10克

78

适应证：

炎性外痔及内痔嵌顿水肿者。

配方二：

炉甘石、煅乳香、煅没药、大黄、水龙骨各30克，冰片、枯矾各10克，黄连、黄柏、儿茶、血竭各15克，茶油或凡士林适量。

炉甘石	煅乳香	煅没药	大黄	水龙骨	冰片
30克	30克	30克	30克	30克	10克
枯矾	黄连	黄柏	儿茶	血竭	茶油或凡士林
10克	15克	15克	15克	15克	适量

用法：

上药共粉碎后，过100～200目筛，用茶油或凡士林调成糊状，外敷患处。

适应证：

混合痔及内痔嵌顿者。

医师提示

◎ 饮食宜清淡，少食辛辣、煎炒、油炸、烈酒等不消化和刺激性食物；多食水果、蔬菜和高纤维食物。

◎ 养成良好的排便习惯，每天定时大便，排便时间以5分钟左右为宜。

◎ 保持肛门周围清洁，常做提肛运动。

◎ 每天早上起来的时候喝一杯温盐水或凉白开水。

◎ 适当进行体育锻炼，避免久坐久立。

颈椎病

>> 症状表现

颈椎病又称颈椎综合征，是由于颈椎发生退行性改变，产生颈肩部疼痛，或伴有头痛、肢体麻痹等症状的病变，是颈椎骨关节炎、增生性颈椎炎、颈神经根综合征、颈椎间盘脱出症的总称。主要症状是头颈手臂酸痛，脖子僵硬；有的伴有头晕，恶心呕吐，或一侧面部发热，出汗异常；有的上肢无力，手指发麻，手握物无力，有时不自觉地握物落地等。

>> 原因

本病可由外伤导致，也可由椎间盘退变导致的软骨板逐渐骨化、纤维化等增生压迫神经、血管而产生症状。

辨证分型

风寒痹阻：肩臂酸楚，颈部活动受限，甚则手臂麻木发冷，遇寒加重。

劳伤血瘀：有外伤史，颈肩臂酸痛，手指麻木，劳累后加重，项部活动不利。

肝肾亏虚：颈项、肩臂疼痛，四肢麻木乏力，伴头晕眼花，耳鸣，腰膝酸软。

贴敷穴位

患处。

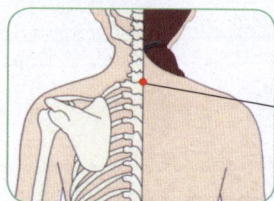

大椎穴

大椎穴 在颈项部，第7颈椎棘突下凹陷中。

【敷贴法治疗】

配方一：

急性子50克，白芷25克，三七、冰片各20克，制马钱子、川椒各15克，草乌、川乌各10克，80%酒精适量。

用法：

上药加1000毫升80%的酒精浸泡。使用时直接在患处涂擦，保鲜膜覆盖，每日涂1～2次，连续用药7天，休息2～3天，21天为1个疗程。

急性子	白芷	三七	冰片
50克	25克	20克	20克

制马钱子	川椒	草乌	川乌	80%酒精
15克	15克	10克	10克	适量

适应证：

颈椎病。

配方二：

羌活、葛根、川芎各45克，蔓荆子30克，鹿角霜、细辛、桂枝、白芷、秦艽、全蝎各25克，柴胡、防风、高良姜各20克，透骨草10克，米醋适量。

羌活	葛根	川芎	蔓荆子	鹿角霜	细辛	桂枝	白芷
45克	45克	45克	30克	25克	25克	25克	25克

秦艽	全蝎	柴胡	防风	高良姜	透骨草	米醋
25克	25克	20克	20克	20克	10克	适量

用法：

上药共研细末，用米醋调成膏状备用。使用时取2～4克摊于纱布上，贴于大椎穴上，用肌肤宁固定。每次贴24小时，隔日1次，8次1疗程，疗程间休息10天。

适应证：

颈椎病。

配方三：

伸筋草、透骨草、荆芥、防风、防己、附子、千年健、威灵仙、桂枝、路路通、秦艽、羌活、独活、麻黄、红花各30克。

伸筋草	透骨草	荆芥	防风	防己	附子	千年健	威灵仙
30克	30克	30克	30克	30克	30克	30克	30克

桂枝	路路通	秦艽	羌活	独活	麻黄	红花
30克	30克	30克	30克	30克	30克	30克

用法：

将药物研成粗末，装入长15厘米、宽10厘米的布袋内，每袋150克。用时将药袋加水煎煮20～30分钟，稍凉后将药袋置于患处热敷，每次30分钟，每日1次，2个月为1疗程。

适应证：

各型颈椎病。

医师提示

◎ 长期伏案或低头工作者，要注意颈部保健。

◎ 工作1～2小时后要活动颈部，或自我按摩局部，以放松颈部肌肉。

◎ 落枕会加重颈椎病病情，故平时应注意正确的睡眠姿势，枕头高低要适中，枕于颈项部。

◎ 注意颈部保暖，避免风寒之邪侵袭。

膝关节痛

》 症状表现

多因局部轻伤或寒冷刺激发生膝关节疼痛，逐渐出现膝盖骨疼痛或小腿骨端关节面边缘痛。

潮湿环境、寒冷天气或行走劳累后痛甚，关节活动时可闻及关节内摩擦产生的"咯咯"声，起立蹲下、上下楼梯时疼痛加剧。

》 原因

本病是由于膝关节积累性慢性劳损，或急性的损伤致膝关节周围软组织产生无菌性炎症改变，致使膝关节疼痛。

贴敷穴位

痛处。

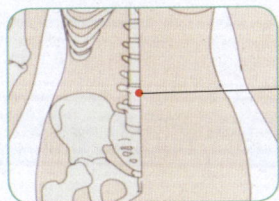

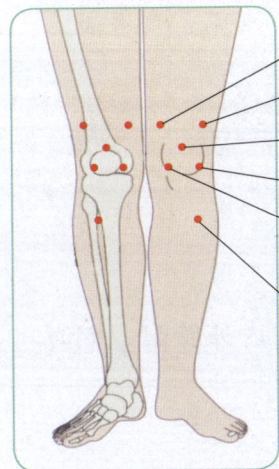

穴位	定位
神阙穴	在腹部，脐中央。
血海穴	在大腿内侧，髌底内侧端上2寸，股四头肌内侧头隆起处，左右各1穴。
梁丘穴	在大腿前侧，屈膝，当髂前上棘与髌底外侧端的连线上，髌底上2寸，左右各1穴。
鹤顶穴	在膝上部，屈膝时，髌底的中点上方凹陷处，左右各1穴。
外膝眼穴	在膝部，屈膝时，髌韧带外侧凹陷处，左右各1穴。
内膝眼穴	在膝部，屈膝时，髌韧带内侧凹陷处，左右各1穴。
足三里穴	在小腿前外侧，外膝眼（犊鼻穴）下3寸，胫骨前缘外侧约一横指处，左右各1穴。

神阙穴

血海穴
梁丘穴
鹤顶穴
外膝眼穴
内膝眼穴
足三里穴

【敷贴法治疗】

配方一：

附子、吴茱萸、蛇床子、当归、桂心各30克，生姜汁适量。

附子	吴茱萸	蛇床子
30克	30克	30克
当归	桂心	生姜汁
30克	30克	适量

用法：

将药物研细粉，过筛，每次用1匙，用生姜汁调匀，摊于蜡纸上，贴痛处。

适应证：

膝关节痛甚，起坐不得。

配方二：

透骨草30克，麻黄12克，细辛10克，马钱子、乳香、甘草各9克，香油适量。

透骨草	麻黄	细辛	马钱子	乳香	甘草	香油
30克	12克	10克	9克	9克	9克	适量

用法：

上药研末，用香油调成糊状，用敷料将药物贴于内外膝眼、鹤顶穴。每天1次，3次为1疗程。

适应证：

膝骨关节炎。

配方三：

艾叶、蛇床子各15克，木鳖子2对（生用去壳）。

用法：

将药物研为细粉，做一纸圈（其内可以容熨斗）将药粉用绵布包裹好，安在纸圈内，敷于脐上，用熨斗熨之。

艾叶	蛇床子	木鳖子（生用去壳）
6克	6克	2对

适应证：

腰膝痛，脐腹冷痛。

配方四：

白芥子30克，延胡索、细辛各15克，川乌、草乌、桂枝、川芎、独活各10克，生姜汁适量。

用法：

上药研末，用时取药粉用生姜汁调膏，用敷料将药膏贴于内外膝眼穴、血海穴、梁丘穴、足三里穴。每次贴敷2～4小时，每周贴敷1次，连贴6次1疗程。

白芥子	延胡索	细辛	川乌
30克	15克	15克	10克

草乌	桂枝	川芎	独活	生姜汁
10克	10克	10克	10克	适量

适应证：

膝骨关节炎。

医师提示

◎注意保暖，特别要在关键部位包上护膝或棉布，不要让患处接触凉风。

◎少爬很陡的楼梯，少走上下坡路。

◎平时避免机械性损伤，膝关节受累者应避免跑步和球类等剧烈体育运动。

肩周炎

≫ 症状表现

肩关节周围炎简称肩周炎，泛指肩关节周围软组织（含关节囊、滑液囊、肌肉、肌腱、腱鞘、韧带等）的无菌性炎症或退行性的炎症性病症。

以肩部长期固定疼痛、活动受限为特征，好发于50岁左右女性的右肩，故又称"五十肩"。

≫ 原因

中医学认为本病属于"肩痹""冻结肩""漏肩风"的范畴，是由于长期劳损和气血不足，再加上风寒湿外邪的侵袭，血不养筋、筋脉拘急废用所致。

贴敷穴位

患处。

【敷贴法治疗】

配方一：

吴茱萸、薏苡仁、莱菔子、菟丝子、紫苏子、食盐各30克。

吴茱萸	薏苡仁	莱菔子	菟丝子	紫苏子	食盐
30克	30克	30克	30克	30克	30克

用法：

将食盐炒黄，加其余药物炒至变色，装入布袋热熨患处，同时活动肩关节。每日3次，连续2天。第3天将药物水煎熏洗患处。15天为1疗程。

适应证：

肩周炎。

配方二：

透骨草、伸筋草、海风藤、黄芪、忍冬藤各30克，淫羊藿、姜黄、艾叶各15克，当归12克，赤芍、桂枝、川芎、制乳香、制没药、红花各10克，食醋、水各适量。

透骨草	伸筋草	海风藤	黄芪	忍冬藤	淫羊藿
30克	30克	30克	30克	30克	15克

姜黄	艾叶	当归	赤芍	桂枝	川芎
15克	15克	12克	10克	10克	10克

制乳香	制没药	红花	食醋	水
10克	10克	10克	适量	适量

用法：

先将上药捣碎，加入1/3食醋，2/3水拌湿，然后装入布口袋内（湿度以装进口袋不往下滴水为度），上锅蒸15～20分钟，取出稍冷片刻，待温度合适，将药袋放在患处热敷。每次30分钟，每日1～2次敷后将药取下，活动关节2～3分钟。每剂药可重复使用2～3次，第二次使用时只把药蒸热即可。若药较干，可再拌少许醋和水再蒸。6次1疗程，一般1个疗程疼痛减轻，2～4个疗程可愈。

适应证：

肩周炎。

配方三：

铁砂500克，陈醋75毫升。

用法：

取适量温水与陈醋混合（水：醋=6：4），再与铁砂混合拌匀，装入布袋，以棉垫包裹好敷熨患处，每次15～30分钟，每日1次，12～15次为1疗程。

铁砂	陈醋
500克	75毫升

适应证：

肩周炎。

配方四：

羌活、防风、川芎、威灵仙、伸筋草、制川草乌、桑枝、桂枝、海桐皮、细辛各30克。

用法：

将药物碾碎，装入布袋中扎好，用冷水浸湿后，立即放入锅中蒸热（不放入水中煮）。将药袋用湿毛巾包裹后放置于肩部疼痛处，每次20分钟，每天2次。注意避免烫伤皮肤。

羌活	防风	川芎	威灵仙	伸筋草
30克	30克	30克	30克	30克
制川草乌	桑枝	桂枝	海桐皮	细辛
30克	30克	30克	30克	30克

适应证：

肩周炎。

配方五：

丹参、透骨草各30克，木瓜、地龙、桑枝、延胡索、姜黄各20克，乳香、没药各15克，草乌、肉桂各10克，细辛9克，醋适量。

丹参	透骨草	木瓜	地龙	桑枝	延胡索
30克	30克	20克	20克	20克	20克

姜黄	乳香	没药	草乌	肉桂	细辛	醋
20克	15克	15克	10克	10克	9克	适量

用法：

上药粉碎，过120目筛。用时取药末30克，用醋调成糊状，贴敷于肩痛处，外盖纱布，每日换药1次。

适应证：

肩周炎。

医师提示

◎ 注意肩关节局部保暖，随气候变化随时增减衣服，避免受寒受风及久居潮湿之地。

◎ 避免过度劳累，避免提重物。

◎ 要加强身体各关节的活动和户外锻炼，注意安全，防止意外损伤。

◎ 急性期不宜做肩关节的主动活动，可采用热敷、拔火罐、轻手法推拿、按摩等方法综合治疗。

◎ 老年人要加强营养，补充钙质，如喝牛奶，吃鸡蛋、豆制品等，或口服钙剂。

足跟痛症

>> 症状表现

　　足跟骨刺即足跟骨质增生，是一种常见的骨科疾病。其症状是足根压痛，走路时脚跟不敢用力，有石硌、针刺的感觉，活动开后，症状减轻。

>> 原因

　　中医认为本病发生的内在原因是肾气亏虚，而外伤、劳损或寒湿入络是其外因。

贴敷穴位

患处。

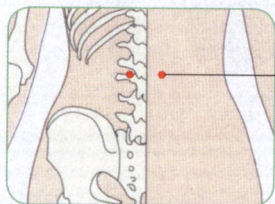

肾俞穴 在腰部，第2腰椎棘突下，旁开1.5寸，左右各1穴。

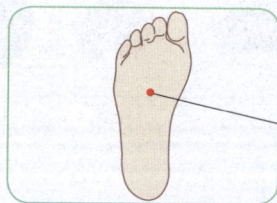

涌泉穴 在足底，足底第2、第3趾趾缝纹头端与足跟连线的前1/3处，即卷足时，足心前1/3的凹陷中，左右各1穴。

【敷贴法治疗】

配方一：
白术30克，知柏地黄丸适量。

用法：
白术煎汤，将知柏地黄丸适量化为糊状，贴敷于涌泉穴、肾俞穴、阿是穴，每日1次，10日为1疗程。

适应证：
足跟痛。

白术	知柏地黄丸
30克	适量

配方二：

地骨皮30克，吴茱萸20克，红花15克，醋适量。

用法：

上3味中药研末备用，醋调糊贴于涌泉穴，每日1次，10日为1疗程。

地骨皮	吴茱萸	红花	醋
30克	20克	15克	适量

适应证：

足跟痛。

配方三：

大风子60克，木瓜、蓖麻子各30克，荜茇、川椒、川乌、麻黄、乳香各15克，食醋适量。

用法：

上药共研细末，过80目筛，将细末分成6份，装瓶备用。治疗时取药末1份用食醋调成膏状，纱布包好放在热砖上（根据足跟大小挖圆窝放火中烧至发红），脚踏在药上，时间以砖凉为度。使用时注意勿烫伤局部皮肤。

大风子	木瓜	蓖麻子	荜茇
60克	30克	30克	15克

川椒	川乌	麻黄	乳香	食醋
15克	15克	15克	15克	适量

适应证：

足跟痛。

医师提示

◎ 尽量避免穿着软的薄底布鞋，在足跟部应用厚的软垫保护。

◎ 经常做脚底蹬踏动作，增强跖腱膜的张力，加强其抗劳损的能力，减轻局部炎症。

◎ 温水泡脚，有条件时辅以理疗，可以减轻局部炎症，缓解疼痛。

◎ 如果疼痛剧烈，严重影响行走时，局部封闭治疗是疗效最快的方法。

急性腰扭伤

>> 症状表现

本病多由于伤力、扭转、牵拉而诱发。伤较重者，随即发生腰部剧痛，活动不便，坐、卧、翻身都有困难，甚至不能起床，连咳嗽、深呼吸都感疼痛加重。也有些患者，在扭闪腰时，腰部疼痛并不剧烈，还能继续工作，数小时或1～2日后，腰痛才逐渐加剧。

>> 原因

急性腰扭伤是腰部用力不当所致的腰部各种软组织损伤的总称，是腰部肌肉、筋膜、韧带等软组织因外力作用突然受到过度牵拉而引起的急性撕裂伤。

贴敷穴位

患处。

【敷贴法治疗】

配方一：

红花15克，制乳香、制没药各10克，白酒适量。

用法：
将药物研成细粉，加适量白酒调成糊状，敷于患处。

适应证：
急性腰扭伤。

红花	制乳香	制没药	白酒
15克	10克	10克	适量

配方二：

当归、羌活、乳香、没药各60克。

用法：

将药物分装在两个布包中，上锅蒸约10分钟取出，患处外涂黄酒，趁热敷患处，每日3次。

当归	羌活	乳香	没药
60克	60克	60克	60克

适应证：

急性腰扭伤。

配方三：

葱白250克，片姜黄30克，生栀子、生大黄各15克，冰片3克，麦粉、白酒各适量。

葱白	片姜黄	生栀子	生大黄	冰片	麦粉	白酒
250克	30克	15克	15克	3克	适量	适量

用法：

将葱白捣烂、炒热，用纱布包扎如球状；将生栀子、片姜黄、生大黄碾成细粉加入冰片、麦粉碾匀加煨热的白酒调糊状。将纱布包裹的热葱球擦患处至皮肤微红为度，再将调好的药糊贴敷在患处，外用胶布固定。每日1次。

适应证：

急性腰扭伤。

医师提示

◎劳动时注意力要集中，特别是集体抬扛重物时应在统一指挥下，齐心协力，步调一致。

◎掌握正确的劳动姿势，如扛、抬重物时要尽量让胸、腰部挺直，髋膝部屈曲，起身应以下肢用力为主，站稳后再迈步，搬、提重物时应取半蹲位，使物体尽量贴近身体。

◎尽量避免弯腰性强迫姿势工作时间过长。

风湿性关节炎

》症状表现

风湿性关节炎是一种常见的急性或慢性结缔组织炎症，可反复发作并累及心脏。临床以关节和肌肉游走性酸楚、重着、疼痛为特征。

典型表现是轻度或中度发热，游走性多关节炎，受累关节多为膝、踝、肩、肘、腕等大关节，常见由一个关节转移至另一个关节，病变局部呈现红、肿、灼热、剧痛，部分患者也有几个关节同时发病。不典型的患者仅有关节疼痛而无其他炎症表现，急性炎症一般于2~4周消退，不留后遗症，但常反复发作。属于中医"痹证"范畴。

》原因

中医认为本病与外感风寒湿热等病邪及人体正气不足有关。风、寒、湿、热之邪侵入机体，痹阻关节肌肉经络，导致气血痹阻不通，产生本病。

辨证分型

行痹： 关节疼痛游走，痛无定处，时见恶风发热。

痛痹： 关节疼痛较剧，痛有定处，遇寒痛增，得热痛减，局部皮色不红，触之不热。

着痹： 肢体关节酸痛，重着不移，或有肿胀，肌肤麻木不仁，阴雨天加重或发作。

热痹： 关节疼痛，局部灼热红肿，痛不可触，关节活动不利，可累及多个关节，或有发热、恶风、口渴烦闷。

贴敷穴位

痛处。

【敷贴法治疗】

配方一：
天麻、细辛、半夏各60克。

用法：

将药物分装两个布袋，各盛药90克，煮熟，交互熨痛处，汗出则愈。

天麻	细辛	半夏
60克	60克	60克

适应证：

风湿性关节炎。

配方二：

大附子（炮）、吴茱萸（炒）、蛇床子、木香、马蔺子、桂心各12克，面粉、生姜汁各适量。

大附子（炮）	吴茱萸（炒）	蛇床子	木香	马蔺子	桂心	面粉	生姜汁
12克	12克	12克	12克	12克	12克	适量	适量

用法：

将药物研细粉，过筛，每次用药半匙，面粉半匙，加生姜汁加热搅拌制成稠膏状，摊于洁净棉白布上，贴于腰痛部位。

适应证：

风湿性腰痛。

医师提示

◎饮食有节、起居有常、劳逸结合是强身保健的主要措施。

◎要防止受寒、淋雨和受潮，关节处要注意保暖，不穿湿衣、湿鞋、湿袜等。

◎经常参加体育锻炼，如做保健体操、练气功、打太极拳、做广播体操、散步等，大有好处。

慢性腰肌劳损

有长期腰痛史，反复发作，腰骶部一侧或两侧酸痛不舒、时轻时重、缠绵不愈。酸痛一般在劳累后加剧，休息后减轻，并与天气变化有关。腰部活动基本正常，一般无明显障碍，但有时有牵掣不适感。不耐久坐久站，不能胜任弯腰工作，弯腰稍久便直腰困难。常喜双手捶击，以减轻疼痛。

主要指腰骶部肌肉、筋膜、韧带等软组织的慢性损伤，导致局部无菌性炎症，从而引起腰骶部一侧或两侧的弥漫性疼痛，是慢性腰腿痛中常见的疾病之一。

辨证分型

寒湿型：腰部冷痛重着，转侧不利，静卧不减，阴雨天症状加剧，舌淡苔白腻，脉沉紧。

湿热型：痛而有热感，炎热或阴雨天气疼痛加重，活动后减轻，尿赤，舌苔黄腻，脉濡数。

气血瘀滞型：腰背胀痛，痛无定处，或痛如针刺，拘挛麻木等，轻则俯仰不便，重则因痛剧不能转侧，拒按，舌有瘀斑，脉弦或涩。

肾虚型：腰部酸痛乏力，喜按喜揉，足膝无力，遇劳更甚，卧则减轻，常反复发作。

贴敷穴位

痛处。

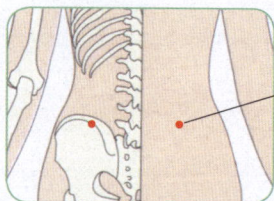

腰眼穴

腰眼穴 在腰部，第4腰椎棘突下，旁开约3.5寸凹陷中，左右各1穴。

【敷贴法治疗】

配方一：

川乌、肉桂、干姜、樟脑各30克，白芷、胆南星、赤芍各20克，面粉、生姜汁各适量。

用法：
将上述药物研细粉，过筛，每次用药半匙，面粉半匙，加生姜汁加热搅拌制成稠膏状，摊于洁净棉白布上，贴于腰痛部位。

适应证：
寒湿型腰肌劳损。

川乌	肉桂	干姜	樟脑
30克	30克	30克	30克

白芷	胆南星	赤芍	面粉	生姜汁
20克	20克	20克	适量	适量

配方二：
当归50克，红花30克，乳香、没药各20克，牛膝15克，醋300毫升。

当归	红花	乳香	没药	牛膝	醋
50克	30克	20克	20克	15克	300毫升

用法：
将上述药物浸入醋内4小时，再煮沸5～10分钟，用纱布浸药汁，趁热溻渍腰眼穴，冷则再换，每次4～6小时。每日1次，7～10次为1疗程。

适应证：
各型腰肌劳损。

医师提示

◎ 在日常生活和工作中，注意姿势正确，尽可能变换体位，勿使过度疲劳。

◎ 加强腰肌锻炼，以增强腰肌力量，减少腰肌损伤。常用的腰肌锻炼方法有仰卧挺腹、俯卧鱼跃等，可早晚各做5～10次。

腰椎间盘突出症

>> 症状表现

腰椎间盘突出症是一种常见疾病，是中枢神经和马尾神经受压迫，引起腰腿部酸麻胀痛，行走、弯腰活动受限，起坐睡卧困难，甚至大小便失禁。部分患者可引起腰椎管狭窄和瘫痪，分膨出、突出、脱出等多种症状。

>> 原因

本病发生的原因分为内因和外因两个方面，内因是椎间盘本身退行性变或椎间盘有发育上的缺陷；外因是损伤、劳损，以及受寒着凉等。

辨证分型

风寒湿型：腰腿部冷痛重着，转侧不利，静卧不减，阴雨天症状加剧，舌淡苔白腻，脉沉紧。

气血瘀滞型：腰背胀痛，痛无定处，或痛如针刺，拘挛麻木等，轻则俯仰不便，重则因痛剧不能转侧，拒按，舌有瘀斑，脉弦或涩。

肾虚型：腰部酸痛乏力，喜按喜揉，足膝无力，遇劳更甚，卧则减轻，常反复发作。

贴敷穴位

痛处。

【敷贴法治疗】

配方一：

附子、吴茱萸、蛇床子、当归、桂心各30克，生姜汁适量。

用法：
将上述药物研细粉，过筛，每次用1匙，用生姜汁调匀，摊于蜡纸上，贴痛处。

附子	吴茱萸	蛇床子	当归	桂心	生姜汁
30克	30克	30克	30克	30克	适量

适应证:

腰腿痛甚,起坐不得。

配方二:

当归、木瓜、花椒、续断、防风、羌活、红花、白芷、乳香、没药、透骨草、黄柏、茄根各50克,白酒150毫升,盐适量。

当归	木瓜	花椒	续断	防风	羌活	红花	白芷
50克	50克	50克	50克	50克	50克	50克	50克

乳香	没药	透骨草	黄柏	茄根	白酒	盐
50克	50克	50克	50克	50克	150毫升	适量

用法:

将上述药物粉碎成粗粉,加白酒100毫升和盐拌匀,分装3个布袋中,置锅内蒸透,敷于患处,每天1～2小时,20天为1疗程。

适应证:

各型腰椎间盘突出症。

医师提示

◎ 平时要有良好的坐姿,睡眠时的床不宜太软。

◎ 长期伏案工作者需要注意桌椅高度,定期改变姿势。

◎ 职业工作中需要常做弯腰动作者,应定时做伸腰、挺胸活动,并使用宽的腰带。

◎ 如需弯腰取物,最好采用屈髋、屈膝下蹲方式,减少对腰椎间盘后方的压力。

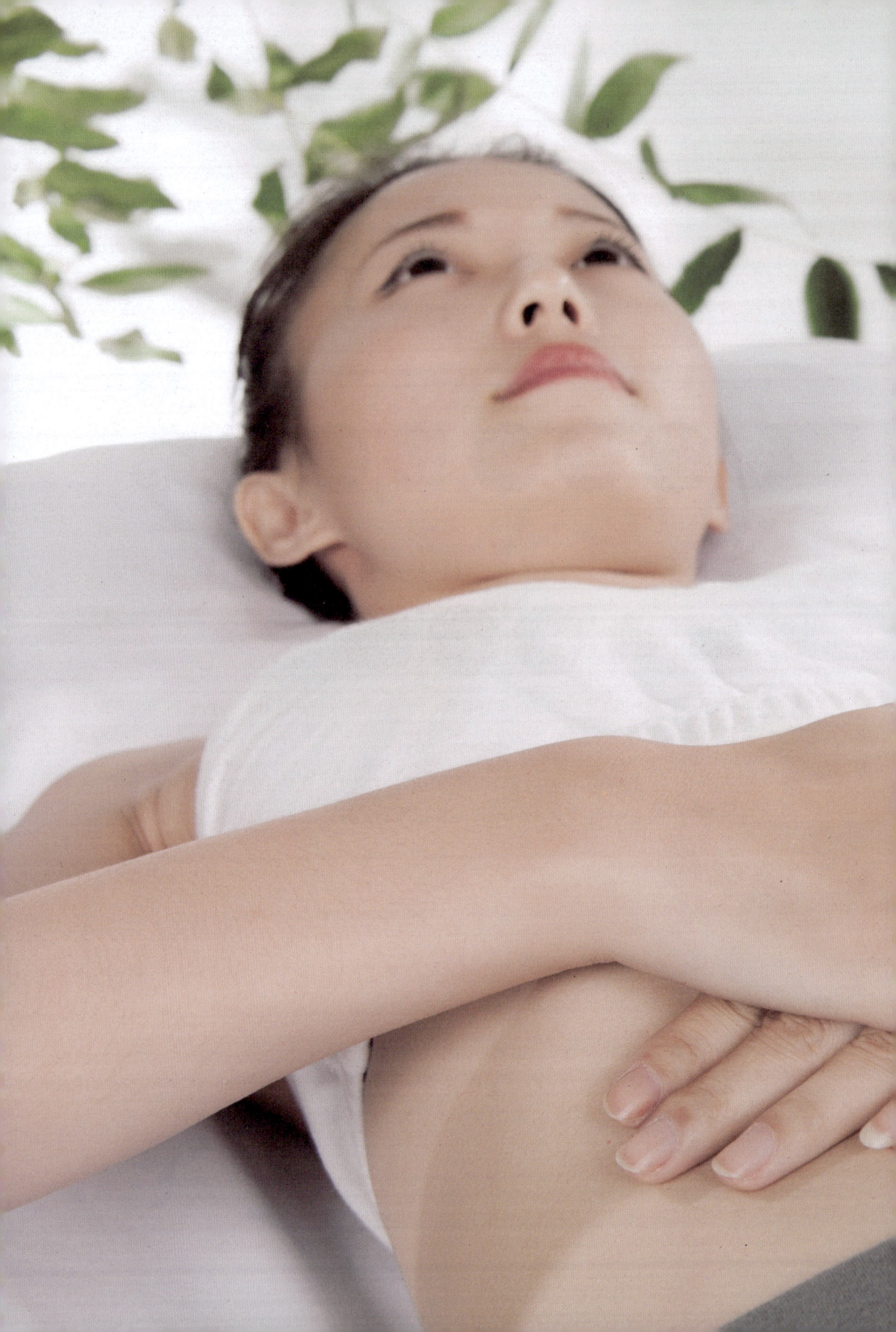

第四章

妇科疾病贴敷疗法

痛经　　　　　　　　月经不调

闭经　　　　　　　　慢性盆腔炎

白带异常　　　　　　围绝经期（更年期）综合征

痛经

>> 症状表现

痛经是指妇女在经期及其前后，出现下腹部痉挛性疼痛，并有全身不适，严重者可伴恶心呕吐、冷汗淋漓、手足厥冷，甚至昏厥。

西医学把痛经分为原发性痛经和继发性痛经，前者又称功能性痛经，系指生殖器官无明显器质性病变者，后者多继发于生殖器官某些器质性病变，如子宫内膜异位症、子宫腺肌病、慢性盆腔炎等。本节讨论的痛经，包括西医学的原发性痛经和继发性痛经。功能性痛经容易痊愈，器质性病变导致的痛经病程较长，缠绵难愈。

>> 原因

中医认为本病的发生与冲任、胞宫的周期性生理变化密切相关。主要病机在于邪气内伏或精血素亏，更值经期前后冲任二脉气血的生理变化急骤，导致胞宫的气血运行不畅，"不通则痛"，或胞宫失于濡养，"不荣则痛"，故使痛经发作。

辨证分型

肾气亏损： 先天肾气不足，或房劳多产，或久病虚损，伤及肾气，肾虚则精亏血少，冲任不足，经行血泄，胞脉愈虚，失于濡养，"不荣则痛"，故使痛经。

气血虚弱： 素体虚弱，气血不足，或大病久病，耗伤气血，或脾胃虚弱，化源不足，气虚血少，经行血泄，冲任气血更虚，胞脉失于濡养，"不荣则痛"，故使痛经。

气滞血瘀： 素性抑郁，或忿怒伤肝，肝郁气滞，气滞血瘀，或经期产后，余血内留，蓄而成瘀，瘀滞冲任，血行不畅，经前经时气血下注冲任，胞脉气血更加壅滞，"不通则痛"，故使痛经。

寒凝血瘀： 经期产后，感受寒邪，或过食寒凉生冷，寒客冲任，与血搏结，以致气血凝滞不畅，经前经时气血下注冲任，胞脉气血更加壅滞，"不通则痛"，故使痛经。

湿热蕴结： 素有湿热内蕴，或经期产后，感受湿热之邪，与血搏结，稽留于冲任、胞宫，以致气血凝滞不畅，经行之际，气血下注冲任，胞脉气血更加壅滞，"不通则痛"，故使痛经。

贴敷穴位

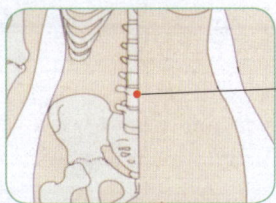

神阙穴

神阙穴 在腹部，脐中央。

小腹部 肚脐以下，耻骨以上部位。

【敷贴法治疗】

配方一：

当归、川芎、木香、香附、茴香、蒲公英各60克，益母草、丹参、桃仁、红花、牡丹皮、木通各40克，米醋适量。

当归	川芎	木香	香附	茴香	蒲公英	益母草
60克	60克	60克	60克	60克	60克	40克

丹参	桃仁	红花	牡丹皮	木通	米醋
40克	40克	40克	40克	40克	适量

用法：

将上述药物共研为粉，分为3份，使用时用1份加入米醋拌匀，以润而不渗为宜，装入事先做成的布袋内（布袋大小以合体为好，上至脐，下至耻骨，左右达附件），然后放锅内蒸至透热，熨敷在肚脐、少腹，药袋上加盖热水袋，以助保温，温度以热而不烫为佳。每袋药用2天，每日早、晚各1小时。3份共用6天为1疗程。用药从行经前1天开始，经期不停药。

适应证：

气滞血瘀型痛经。

配方二：

食盐、葱白各250克，生姜125克。

用法：

上药共捣烂炒热，装布袋熨下腹部，药凉后可再炒热再熨，每日数次，每次30分钟。

食盐	葱白	生姜
250克	250克	125克

适应证：

适用于虚寒为主的痛经者。

配方三：

吴茱萸20克，小茴香、元胡各15克，肉桂10克，黄酒适量。

吴茱萸	小茴香	元胡	肉桂	黄酒
20克	15克	15克	10克	适量

用法：

将上述药物研为细粉，加适量黄酒炒热，装入布袋，待药温适度时，敷于脐部或小腹部，不停熨敷，药冷再炒热熨敷。每日1次，每次30～60分钟。

适应证：

寒湿凝滞的经行腹痛。

配方四：

乳香、没药各等份，黄酒适量。

用法：

将上药混合碾为细末，备用。于月经前取药5克，调黄酒制成药饼如5角硬币大，贴在脐孔上，外用胶布固定。每日换药1次。

乳香	没药	黄酒
等份	等份	适量

适应证：

本方适用于妇女瘀血型痛经。不论月经前后或来潮时疼痛均可治疗。

配方五：

石菖蒲、白芷各30克，公丁香10克，食盐500克。

用法：

先将上述药物碾成细粉，再将食盐炒至热极，再将药末倒入拌炒片刻，旋即取起，装入布袋中，扎紧袋口备用。仰卧床上，取药袋热熨脐部及痛处，待药袋不烫时，将药袋敷脐上，覆被静卧片刻即愈。倘1次未愈，可再炒热，继续熨敷1次。

适应证：

适应虚寒性月经前、后或来潮时腹痛。

石菖蒲	白芷
30克	30克
公丁香	食盐
10克	500克

配方六：

云南白药、白酒各适量。

用法：

云南白药加白酒调为稀糊状，贴敷在肚脐处，再用纱布包扎，胶布固定，上置热水袋，每日2～3次，每次10～15分钟，每日更换1次，连续3～5天。

适应证：

气滞血瘀型痛经。

云南白药	白酒
适量	适量

医师提示

◎ 剧痛时应卧床休息，如出现面色苍白、肢冷出汗等虚脱症状，应立即平卧，保暖，必要时就诊。

◎ 保持室内空气清新流通、安静、舒适、温度及湿度适宜。

◎ 经期及余血未净禁止性交、游泳及坐盆，勤换卫生巾垫。

◎ 正值经期，注意腹部保暖，两足勿下冷水，防止寒邪侵入。同时注意生活起居，避风寒，防感冒。

◎ 平时注意营养，适当锻炼，增强体质，避免激烈运动及过度劳累。

闭经

>> 症状表现

女子年逾18周岁，月经尚未来潮，或月经来潮后又中断6个月以上者，称为"闭经"，前者称原发性闭经，后者称继发性闭经，古称"女子不月"、"月事不来"、"经水不通"、"经闭"等。妊娠期、哺乳期或更年期的月经停闭属生理现象，不作闭经论，有的少女初潮2年内偶尔出现月经停闭现象，可不予治疗。

>> 原因

中医认为本病发生机制主要是冲任气血失调，有虚、实两个方面，虚者由于冲任亏败，源断其流；实者因邪气阻隔冲任，经血不通。导致闭经的病因复杂，有先天因素，也有后天获得，可由月经不调发展而来，也有因他病致闭经者。

辨证分型

肾虚：先天不足，少女肾气未充，精气未盛，或房劳多产，久病伤肾，以致肾精亏损，冲任气血不足，血海不能满溢，遂致月经停闭。

脾虚：饮食不节，思虑或劳累过度，损伤脾气，气血化生之源不足，冲任气血不充，血海不能满溢，遂致月经停闭。

血虚：素体血虚，或数伤于血，或大病久病，营血耗损，冲任血少，血海不能满溢，遂致月经停闭。

气滞血瘀：七情内伤，素性抑郁，或忿怒过度，气滞血瘀，瘀阻冲任，气血运行受阻，血海不能满溢，遂致月经停闭。

寒凝血瘀：经产之时，血室正开，过食生冷，或涉水感寒，寒邪乘虚客于冲任，血为寒凝成瘀，滞于冲任，气血运行阻隔，血海不能满溢，遂致月经停闭。

痰湿阻滞：素体肥胖，痰湿内盛，或脾失健运，痰湿内生，痰湿、脂膜壅塞冲任，气血运行受阻，血海不能满溢，遂致月经停闭。

贴敷穴位

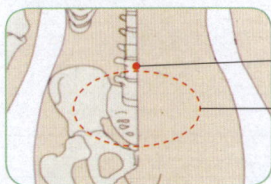

— 神阙穴
— 小腹部

神阙穴 在腹部，脐中央。

小腹部 肚脐以下，耻骨以上部位。

【敷贴法治疗】

配方一：

乳香、没药、樟脑末各10克，益母草6克，当归5克，白芷、小茴香、红花、延胡索各4克，细辛、肉桂各3克，95%酒精、黄酒各适量。

乳香	没药	樟脑末	益母草	当归	白芷	小茴香
10克	10克	10克	6克	5克	4克	4克

红花	延胡索	细辛	肉桂	95%酒精	黄酒
4克	4克	3克	3克	适量	适量

用法：

先将白芷、小茴香、红花、细辛、肉桂、当归、益母草、延胡索水煎2次，取汤液浓缩成稠糊状，再将乳香、没药溶于95%酒精溶液中，然后将药糊与95%酒精的乳香、没药液混合，焙干后研成细末，加入樟脑末调匀。每次取药末9克，用黄酒数滴拌成糊状，敷于神阙穴，外用伤湿止痛膏固定，干后再换1次，一般连续用3～6次即可痊愈。

适应证：

寒凝血瘀型闭经。

配方二：

益母草120克，月季花60克。

用法：

益母草	月季花
120克	60克

将上药加水煎煮，滤取药液，趁温热以厚毛巾2条泡在药汁内轮流取起，拧去药汁，热敷脐眼及下腹部，以小腹内有温热舒适感为佳。通常敷药后4～6个小时，月经即通。

适应证：

瘀血型闭经。

配方三：

党参、白术、当归、熟地黄、白芍、川芎各6克，黄酒适量。

党参	白术	当归	熟地黄	白芍	川芎	黄酒
6克	6克	6克	6克	6克	6克	适量

用法：

上药共为细末，用时以黄酒适量调和成膏状，贴敷于神阙穴上，外以纱布覆盖，胶布固定。2天换药1次，连续敷至病愈为止。

适应证：

气血虚弱型闭经。

配方四：

鲜臭梧桐皮2500克，阿魏90克。

用法：

先将臭梧桐皮煎熬去渣取汁，再入阿魏熬成膏，涂在布上贴脐部2～3天可能下血，如腹内仍有硬块者，再贴一张。

鲜臭梧桐皮	阿魏
2500克	90克

适应证：

血瘀型闭经。

医师提示

◎闭经原因复杂，治疗难度较大，必须进行认真检查，以明确发病原因。

◎生活起居要有规律，经期忌受凉和过食冷饮。

◎注意情绪调节，保持乐观心态。

白带异常

》 症状表现

白带异常是指女性阴道内白带明显增多，并见色、质、气味异常的一种病症。

》 原因

中医认为本病多由脾失健运，水湿内停，下注任带；或肾阳不足，气化失常，水湿内停，下渗胞宫；或素体阴虚，感受湿热之邪，伤及任带，带脉失约，冲任失固所致。

辨证分型

湿热下注：带下量多、色黄、黏稠，有臭味，或伴阴部瘙痒、胸闷心烦、口苦咽干、纳差、少腹或小腹作痛、小便短赤，舌红、苔黄腻，脉濡数。

脾虚湿困：带下量多，色白或淡黄，质稀薄，无臭味，绵绵不断，神疲倦怠，四肢不温，纳少便溏，舌淡、苔白或腻，脉缓弱。

肾阴亏虚：带下量多，色黄或赤白相间，质稠或有臭味，阴部干涩不适或有灼热感，腰膝酸软，头晕耳鸣，颧赤唇红，五心烦热，失眠多梦，舌红、苔少或黄腻，脉细数。

肾阳不足：带下量多，淋漓不断，色白清冷，稀薄如水，头晕耳鸣，腰痛如折，畏寒肢冷，小腹冷感，小便频数，夜间尤甚，大便稀薄，舌质淡、苔薄白，脉沉细而迟。

贴敷穴位

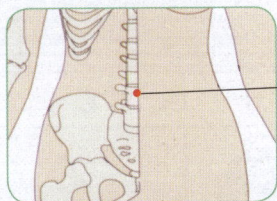
—— 神阙穴

神阙穴 在腹部，脐中央。

外阴处 即女性外生殖器，指女性生殖器官的外露部分。

【敷贴法治疗】

配方一：

党参、补骨脂各12克，炒白术15克，甘草3克，干姜、炮附子各10克。

党参	补骨脂	炒白术	甘草	干姜	炮附子
12克	12克	15克	3克	10克	10克

用法：

将上述药物研为细粉，取适量用水调和贴敷肚脐，胶布固定，每5日换药1次。

适应证：

脾肾阳虚型带下病。

配方二：

芡实、桑螵蛸各30克，白芷20克，米醋适量。

用法：

将上述药物共研为细粉，加米醋调成糊，取适量敷于脐部，胶布固定，每日更换1次，连用5～7天为1疗程。

芡实	桑螵蛸	白芷	米醋
30克	30克	20克	适量

适应证：

肾虚型带下。

配方三：

艾叶、鲜葱各500克。

用法：

将上述药物捣烂炒热装袋，置放外阴处，上用热水袋热熨1～2小时。

艾叶	鲜葱
500克	500克

适应证：

肾阳不足型带下。

配方四：

醋炙白鸡冠花、酒炒红花、荷叶、白术、茯苓各3克，净黄土（或灶心土）30克，车前子15克，白酒适量。

醋炙白鸡冠花	酒炒红花	荷叶	白术
3克	3克	3克	3克

茯苓	净黄土（或灶心土）	车前子	白酒
3克	30克	15克	适量

用法：

先将黄土入锅内炒至黑褐色，然后将其余药研成粉末并倒入黄土中同炒片刻，加适量白酒翻匀，待半干时取出，做成1个药饼备用。用时取药饼烘热，温敷脐窝内，外以纱布覆盖，胶布固定。每日换药1次，通常敷脐5～7天可痊愈。

适应证：

脾虚湿困型带下。

医师提示

◎ 养成良好的卫生习惯，勤洗勤换内裤和卫生巾。

◎ 内裤以棉质、宽松舒适为佳，以保持阴部的清洁干爽。

◎ 注意经期卫生及孕产期调护，经常保持会阴部清洁卫生。

◎ 注意调适生活起居，饮食清淡，少食肥甘厚味。

◎ 清心寡欲，减少房事；注意劳逸结合，多进行户外活动。

月经不调

>> 症状表现

月经不调是以月经周期以及经量、经色、经质的异常为主要表现的病症，临床有月经先期、月经后期和月经先后无定期几种情况。西医学的排卵型功能失调性子宫出血、生殖器炎症或肿瘤引起的阴道异常出血等疾病可参考此部分内容。

>> 原因

中医认为月经不调是由气血虚弱或肝肾亏损或气血运行不畅引起的。

辨证分型

气虚： 经期多提前，经色淡而质稀，神疲肢倦，小腹空坠，纳少便溏。

血虚： 经期多错后，月经量少、色淡、质稀，小腹隐痛，头晕眼花，心悸少寐，面色苍白或萎黄。

肾虚： 经期或前或后，月经量少、色淡、质稀，头晕耳鸣，腰骶酸痛。

气郁血瘀： 经行不畅，经期或前或后，经量或多或少，色紫红、有血块，胸胁、乳房胀痛，喜叹息。

血热： 经期提前，月经量多，色深红或紫红，经质黏稠，心胸烦热，面赤口干，大便秘结。

血寒： 经期错后，月经量少，色黯红、有血块，小腹冷痛，得热痛减，畏寒肢冷。

贴敷穴位

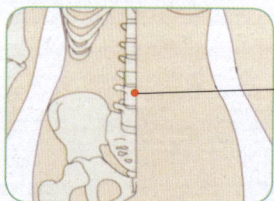

—— 神阙穴

神阙穴 在腹部，脐中央。

【敷贴法治疗】

配方一：

桃仁、红花、当归、香附、白芍、肉桂、吴茱萸、小茴香、郁金、枳壳、乌药、五灵脂、蚕沙、蒲黄、熟地黄各6克，酒适量。

桃仁	红花	当归	香附	白芍	肉桂	吴茱萸	小茴香
6克	6克	6克	6克	6克	6克	6克	6克

郁金	枳壳	乌药	五灵脂	蚕沙	蒲黄	熟地黄	酒
6克	6克	6克	6克	6克	6克	6克	适量

用法：

上药共研细粉，酒调敷脐，外用纱布、胶布固定，每2日更换1次。

适应证：

气郁血瘀型月经过少及月经后期、痛经等。

配方二：

炮姜10克，山楂20克，延胡索6克，黄酒适量。

用法：

上药共研细粉，每次取6克，黄酒调糊敷脐，外裹纱布，胶布固定，每日换1次。

炮姜	山楂	延胡索	黄酒
10克	20克	6克	适量

适应证：

血寒型月经过少、月经后期、痛经等。

配方三：

鹿茸3克，肉桂心、白芍、红花、川芎、干姜各6克，当归9克。

鹿茸	肉桂心	白芍	红花	川芎	干姜	当归
3克	6克	6克	6克	6克	6克	9克

用法：

将上述药物共研细粉，每次取3～5克，填入脐孔内，外以镇江膏药贴在脐孔上，再以胶布固定，7天换药1次，3次为1疗程。

适应证：

肾阳虚月经不调，超前、推后或先后不定期，月经量少，色淡，头晕耳鸣，腰膝酸软等。

配方四：

党参、黄芪、白术各12克，干姜、甘草各6克。

用法：

将上述药物共研细粉敷脐中，外用纱布覆盖，胶布固定。3天换药1次，敷至月经正常为止。

党参	黄芪	白术	干姜	甘草
12克	12克	12克	6克	6克

适应证：

气虚型月经先期，症见量多，色淡红，质稀薄，肢体倦怠，舌质淡，脉弱无力。

医师提示

◎ 如果月经过多，持续出血24小时没有减少，而且出血量变大，应马上去看医生。

◎ 一定要注意经期勿冒雨涉水，无论何时都要避免小腹受寒。这是月经不调的基本预防措施之一。

慢性盆腔炎

》 症状表现

　　慢性盆腔炎是由于瘢痕粘连及盆腔充血，引起下腹部坠胀、疼痛，腰骶部酸痛。有时伴有肛门坠胀不适、月经不调、带下增多。部分患者可有全身症状，如低热、易于疲劳、周身不适、易于失眠等。

》 原因

　　本病常常由分娩、流产、宫腔内手术消毒不严，或经期产后不注意卫生，或者附近其他部位的感染使病原体侵入所致。

辨证分型

湿热下注：小腹胀痛，带下量多、色黄、质稠腥臭，头眩而重，身重困倦，胸闷腹胀，口渴不欲饮，痰多，或有发热恶寒，腰酸胀痛，尿道灼痛，大便秘结，小便赤热。

气滞血瘀：小腹胀痛而硬，按之更甚，带下量多、色白、质稀薄，腰骶酸痛，月经失调，色深黑有血块。

贴敷穴位

痛处。

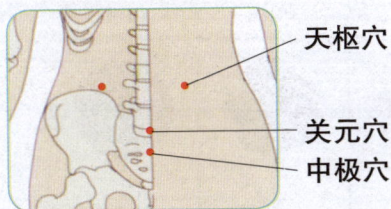

天枢穴
关元穴
中极穴

小腹部 肚脐以下，耻骨以上部位。

天枢穴 在中腹部，脐中旁开2寸，左右各1穴。

关元穴 在下腹部，前正中线上，脐中下方3寸。

中极穴 在下腹部，前正中线上，当脐中下方4寸。

【敷贴法治疗】

配方一：

川椒、大茴香、乳香、没药、降香末各20克，面粉、高粱酒各适量。

川椒	大茴香	乳香	没药	降香末	面粉	高粱酒
20克	20克	20克	20克	20克	适量	适量

用法：

上药共研细末，用面粉和匀，用时以高粱酒少许调湿，摊于纱布上，置于痛处，上用热水袋热熨，每日2次，10天为1疗程。

适应证：

适用于慢性盆腔炎有包块者。

配方二：

追地凤、透骨草、白芷、归尾、赤芍、茜草各30克，阿魏、乳香、没药、莪术各20克，血竭、川椒各15克。

追地凤	透骨草	白芷	归尾	赤芍	茜草
30克	30克	30克	30克	30克	30克

阿魏	乳香	没药	莪术	血竭	川椒
20克	20克	20克	20克	15克	15克

用法：

上述诸药共研粗末，布袋包装。治疗时先将药袋稍用清水透湿后，再隔水蒸热半小时，趁热用毛巾包卷敷下腹部痛侧，每日2次，每次15分钟，敷毕将药袋晒干，次日再用。每袋药可敷10次，20天为1疗程。

适应证：

适用于慢性盆腔炎。

配方三：

透骨草、艾叶各60克，川断、五加皮、当归尾、防风、桑寄生、千年健、白芷、羌活、独活各30克，红花、乳香、没药、血竭各25克，追地风、川椒各15克。

透骨草	艾叶	川断	五加皮	当归尾	防风
60克	60克	30克	30克	30克	30克

桑寄生	千年健	白芷	羌活	独活	红花
30克	30克	30克	30克	30克	25克

乳香	没药	血竭	追地风	川椒
25克	25克	25克	15克	15克

用法：

上药共研细末装纱布袋如脉枕大小，隔水蒸开半小时后，用干毛巾包好热敷于关元穴、中极穴、天枢穴，每日2次，药袋用后放阴凉处晾干，翌日再用，10天左右更换新药，1个月为1疗程。

适应证：

慢性盆腔炎。

医师提示

◎月经期忌房事，以免感染。月经垫要注意清洁卫生。

◎加强经期、产后、流产后的个人卫生，勤换内裤及卫生巾，避免受风寒，不宜过度劳累。

围绝经期（更年期）综合证

》 症状表现

本病常以善怒易哭，烘热汗出，五心烦热，眩晕耳鸣，健忘，心悸不眠，月经紊乱，关节疼痛等为主要临床特征。发病年龄大多在45～55岁，也有提前、推后或时间延长者。

》 原因

围绝经期综合征是由于女性由壮年至老年性腺发生退行性改变，致使下丘脑－垂体－性腺轴之间的平衡制约关系紊乱，进而导致的一系列全身性病理变化。中医认为，女子年过"七七"，肾气渐衰，肾精渐虚，天癸（月经）将绝，进而脏腑经络失养，气血失调，阴阳失衡，导致以心肝肾经病变为主的一系列病症。

辨证分型

心肾不交：心悸怔忡，失眠多梦，潮热汗出，五心烦热，情绪不稳，易喜易忧，腰膝酸软，头晕耳鸣。

肝肾阴虚：头晕目眩，心烦易怒，潮热汗出，五心烦热，胸闷胁胀，腰膝酸软，口干舌燥，尿少便秘。

脾肾阳虚：头晕脑涨，忧郁善忘，脘腹满闷，嗳气吞酸，呕恶食少，神疲倦怠，腰酸肢冷，肢体浮肿，大便稀溏。

贴敷穴位

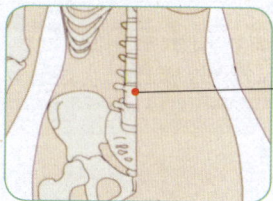

神阙穴

神阙穴 在腹部，脐中央。

【敷贴法治疗】

配方一：
黄芪、浮小麦各60克，五味子30克，防风、麻黄根、白术、炙甘草各20克，蜂蜜适量。

黄芪	浮小麦	五味子	防风	麻黄根	白术	炙甘草	蜂蜜
60克	60克	30克	20克	20克	20克	20克	适量

用法：

将上述前7味药共研细粉和匀，取适量与蜂蜜调成膏敷于肚脐内，外盖纱布，胶布固定，每晚睡前换药1次，可连续使用。

适应证：

更年期综合征，失眠多汗，五心烦躁者。

配方二：

五倍子6克，郁金30克，醋适量。

用法：

将五倍子、郁金研成细粉，加醋调成糊状，每次取2克置于胶布中间，贴敷于肚脐上，每日1次，3天为1疗程。

五倍子	郁金	醋
6克	30克	适量

适应证：

绝经前后诸症。

医师提示

◎ 劳逸结合，保证充足睡眠，注意锻炼身体，多进行室外活动如散步、打太极拳、观花鸟虫鱼等。

◎ 以食疗辅助提高疗效。如伴有高血压、阴虚火旺者，宜多吃海带、芹菜、银耳等。

◎ 建议定期体检，全面筛查常见恶性肿瘤，评估和诊断更年期生理变化及相关疾病。

◎ 调整相应的膳食摄入量和营养补充，保持健康及适宜的体重。

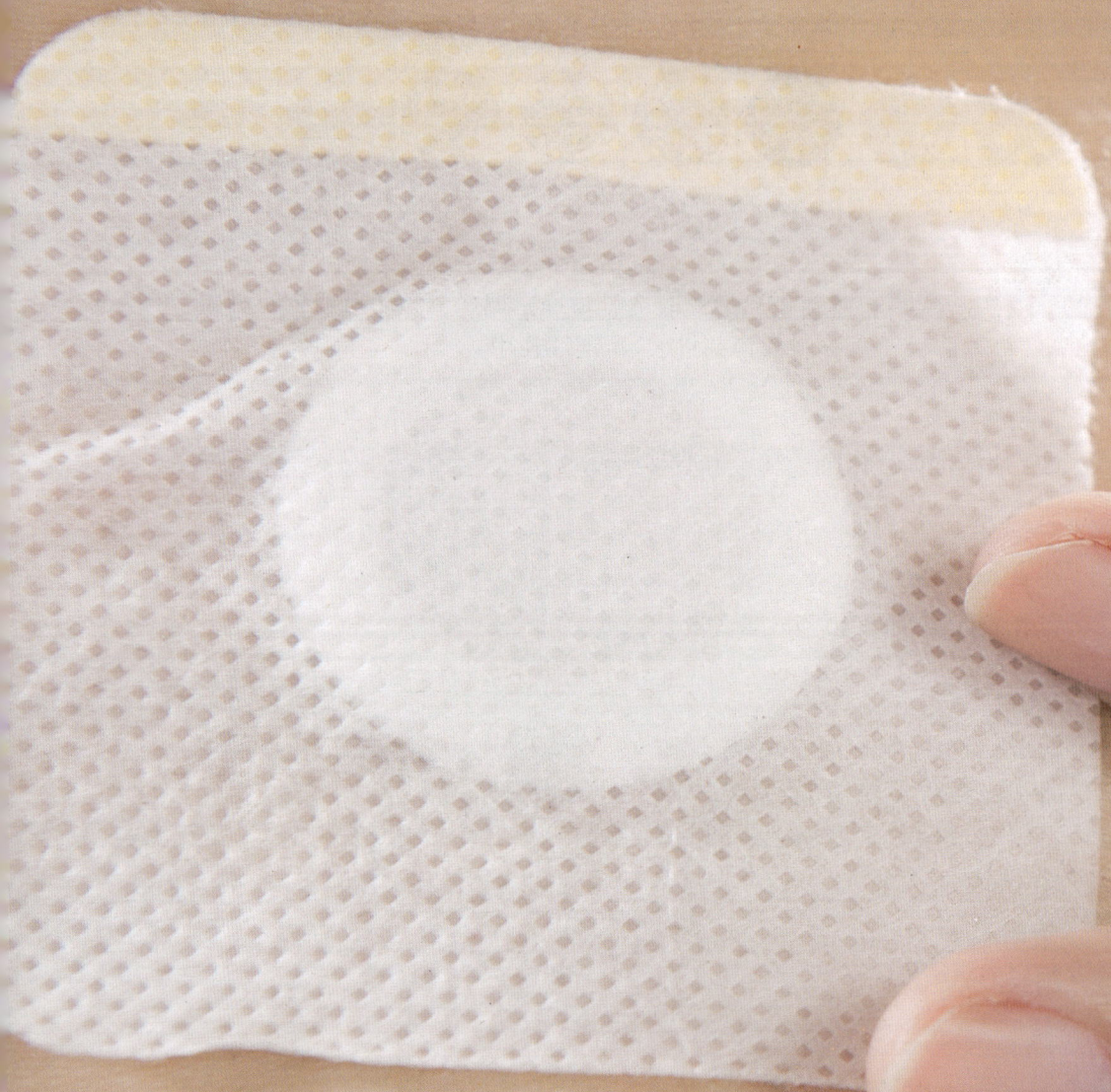

男科疾病贴敷疗法

早泄   阳痿

遗精   前列腺炎

早泄

》症状表现

早泄是指房事时过早射精而影响正常性交，是男子性功能障碍的常见病症，多与遗精、阳痿相伴出现。

》原因

中医认为早泄多由情志内伤，湿热侵袭，纵欲过度，久病体虚所致。

辨证分型

肝经湿热：泄精过早，阴茎易举，阴囊潮湿，瘙痒坠胀，口苦咽干，胸胁胀痛，小便赤涩。

阴虚火旺：过早泄精，性欲亢进，头晕目眩，五心烦热，腰膝酸软，时有遗精。

贴敷穴位

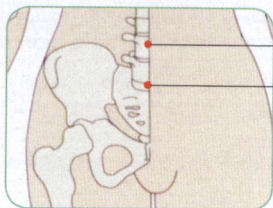

—— 神阙穴
—— 关元穴

神阙穴 在腹部，脐中央。

关元穴 在下腹部，前正中线上，脐中下方3寸。

【敷贴法治疗】

配方一：

五灵脂、白芷、青盐各6克，麝香0.3克。

用法：

先将前3味药研细末，然后加入麝香调匀，备用。使用时将面粉和成面圈置于脐上，再将药末填实于脐中，最后用艾条于脐上灸至温暖而止。隔日治疗1次。10次1疗程，可连续治疗4个疗程。

五灵脂	白芷	青盐	麝香
6克	6克	6克	0.3克

适应证：
早泄。

配方二：
蜈蚣5条（不去头足），僵蚕、制附子、山茱萸（去净核仁）、蛇床子、白芍、甘草各20克，白酒适量。

蜈蚣（不去头足）	僵蚕	制附子	山茱萸（去净核仁）
5条	20克	20克	20克
蛇床子	白芍	甘草	白酒
20克	20克	20克	适量

用法：
上药前7味共研细末，以白酒蒸热调药末成厚约0.3厘米、五分币大小的药饼，外敷神阙穴、关元穴，以纱布覆盖，胶布固定，每天1次。1周为1疗程。

适应证：
早泄。

医师提示

◎ 正确认识性生活，了解性交的方法及性反应的过程，不要过度节制性生活，也不要过于频繁地进行性生活。

◎ 放松心情，不要太紧张或焦虑，避免心理因素导致早泄的发生。

◎ 多与性伴侣沟通，消除过于紧张、焦虑的情绪，避免早泄的发生。

◎ 在生活中多注意饮食，尽量避免辛辣刺激性的食物，多吃新鲜的蔬菜、水果。

遗精

>> 症状表现

频繁遗精，或梦遗，或滑精，每周2次以上，伴见头晕目眩、神疲乏力、精神不振、腰膝酸软等。西医学的神经衰弱、神经官能症、前列腺炎等造成的遗精可参照此部分内容。

>> 原因

中医认为本病多由劳心太过，欲念不遂，饮食不节，恣情纵欲诸多因素所致。

辨证分型

肾虚不固：遗精频作，甚则滑精，面色少华，头晕目眩，耳鸣，腰膝酸软，畏寒肢冷，舌淡、苔薄白，脉沉细而弱。

心脾两虚：遗精常因思虑过多或劳倦而作，心悸怔忡，失眠健忘，面色萎黄，四肢倦怠，食少便溏，舌淡、苔薄，脉细弱。

阴虚火旺：梦中遗精，夜寐不宁，头昏头晕，耳鸣目眩，心悸易惊，神疲乏力，尿少色黄，舌尖红、苔少，脉细数。

湿热下注：梦中遗精频作，尿后有精液外流，小便短黄混浊且热涩不爽，口苦烦渴，舌红、苔黄腻，脉滑数。

贴敷穴位

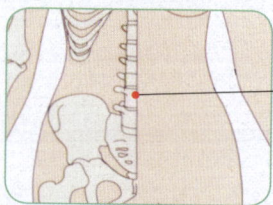

神阙穴

神阙穴 在腹部，脐中央。

【敷贴法治疗】

配方一：

菟丝子、茯苓、韭菜子、龙骨各30克。

用法：

将以上诸药混合共研成细末，敷于患者肚脐上，盖以纱布，胶布固定。每日换药1次，10次为1疗程。

菟丝子	茯苓	韭菜子	龙骨
30克	30克	30克	30克

适应证：

肾虚不固型遗精。

配方二：

母丁香、硫磺、胡椒、菟丝子各15克，麝香2克，大蒜适量，朱砂少许。

母丁香	硫磺	胡椒	菟丝子	麝香	大蒜	朱砂
15克	15克	15克	15克	2克	适量	少许

用法：

将母丁香、硫磺、胡椒、菟丝子混合碾成细末，加入麝香再研匀，贮瓶密封备用。用时取药末适量，加入大蒜共捣乱为丸，如蚕豆大，以朱砂为衣，于晚前纳入患者脐孔中，外用胶布封固。每晚换药1次，10次为1疗程。

适应证：

肾虚不固型遗精。

配方三：

五倍子36克，醋适量。

用法：

五倍子研末，加醋调为丸，如大黑豆样，临睡前，用1丸填脐内，以小膏药盖上，不拘何种膏药均可，每夜换1丸，近10日尽料。

五倍子	醋
36克	适量

适应证：

梦遗。

配方四：

五倍子、海螵蛸、煅龙骨各6克。

用法：

将上药混合共碾成细末，水泛为丸如枣核大。用时将药丸塞脐内，敷料包扎固定。每夜1次。

五倍子	海螵蛸	煅龙骨
6克	6克	6克

适应证：

遗精，腰膝酸软，头晕，耳鸣。

配方五：

黄连、黄柏各6克，肉桂、制附子各3克，五倍子15克。

用法：

将上药混合共碾成细末，用时取药粉1～2克，温开水调糊，填敷脐部，敷料包扎固定。每夜换药1次，连用7～10次。

黄连	黄柏	肉桂	制附子	五倍子
6克	6克	3克	3克	15克

适应证：

遗精，心悸，体倦乏力，小便短黄有热感。

医师提示

◎ 养成良好的生活起居习惯，保持心情舒畅。

◎ 积极参加健康的体育活动以排除杂念，节制性欲，戒除手淫，还要避免接触色情书刊及影片，防止过度疲劳及精神紧张。

◎ 睡前可用温热水洗脚，并搓揉脚底。

◎ 睡眠时，养成侧卧习惯，被子不要盖得太厚太暖，内裤不宜过紧。

◎ 注意少食辛辣刺激性食物及香烟、酒、咖啡等。

阳痿

>> 症状表现

阳痿是指成年男子性交时，由于阴茎痿软不举，或举而不坚，或坚而不久，无法进行正常性生活的病症。但对发热、过度劳累、情绪反常等因素造成的一时性阴茎勃起障碍，不能视为病态。西医学中各种功能及器质性疾病造成的阳痿，均可参照此部分内容。

>> 原因

中医认为本病是由劳伤久病，饮食不节，七情所伤，外邪侵袭等原因造成。

辨证分型

命门火衰： 阳事不举，或举而不坚，精薄清冷，神疲倦怠，畏寒肢冷，面色㿠白，头晕耳鸣，腰膝酸软，夜尿清长。

心脾亏虚： 阳痿不举，心悸，失眠多梦，神疲乏力，面色萎黄，食少纳呆，腹胀便溏，舌淡，苔薄白，脉细弱。

肝郁不舒： 阳事不起，或起而不坚，心情抑郁，胸胁胀痛，脘闷不适。

惊恐伤肾： 阳痿不振，心悸易惊，胆怯多疑，夜多噩梦，常有被惊吓史。

湿热下注： 阴茎痿软，阴囊潮湿，瘙痒腥臭，睾丸坠胀作痛，小便赤涩灼痛，胁胀腹闷，肢体困倦，泛恶口苦。

贴敷穴位

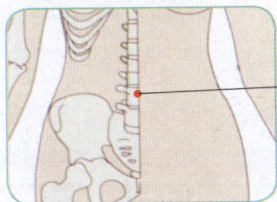

神阙穴

神阙穴 在腹部，脐中央。

【敷贴法治疗】

配方一：

小茴香、炮姜各5克，盐少许，蜂蜜适量。

用法：

将上述前2味药共研末，加盐少许，用蜂蜜调糊状，敷于脐，外加胶布固紧，5～7天换1料。

小茴香	炮姜	盐	蜂蜜
5克	5克	少许	适量

适应证：

命门火衰型阳痿。

配方二：

大附子、马蔺子、蛇床子、木香、肉桂、吴茱萸各等份，面粉、姜汁各适量。

大附子	马蔺子	蛇床子	木香	肉桂	吴茱萸	面粉	姜汁
等份	等份	等份	等份	等份	等份	适量	适量

用法：

将上述前6味药研为细末，加面粉、姜汁调成膏。取药膏1片贴脐上，用布包扎。

适应证：

命门火衰型阳痿、脐腹冷痛。

配方三：

肉桂、煅牡蛎、蛇床子各15克，细辛、零陵香各4.5克，胡椒49粒，麝香3克（另研）。

肉桂	煅牡蛎	蛇床子	细辛	零陵香	胡椒	麝香
15克	15克	15克	4.5克	4.5克	49粒	3克（另研）

用法：

上药共研末，临时每用3克，津唾调涂阴茎上。

适应证：

各型阳痿。

配方四：

陈艾叶、蛇床子各30克，木鳖子2个（带壳生用）。

用法：

以上3药研为细末和匀。将药末用绵包裹，放在脐上，以纸圈围住，用熨斗热熨于其上。

陈艾叶	蛇床子	木鳖子（带壳生用）
30克	30克	2个

适应证：

命门火衰型下元虚冷的阳痿。

医师提示

◎ 要从解除精神负担、调畅情绪入手，树立治愈阳痿的信心。如果情绪不佳，就不要勉强过性生活，以免出现阳痿给以后的性生活留下阴影。

◎ 阳痿患者要进行适当的体育锻炼，戒除手淫习惯，夫妻暂时分居以减少性刺激。

◎ 阳痿康复过程中切忌滥用药物。

前列腺炎

>> 症状表现

　　前列腺病变有急性和慢性之分。急性前列腺炎多继发于体内感染，如尿道炎、膀胱炎等。病原体侵犯腺体后，引起腺体急性充血、肿胀、化脓等改变，表现为突然发热、恶寒、尿频、尿急、尿痛，以及会阴、肛门部疼痛。大多数患者经过适当的休息和有效的治疗可迅速痊愈。慢性前列腺炎临床症状不一，多表现为尿频尿急、尿分叉、滴沥不尽、滴白、尿道口红肿、阴囊潮湿、耻骨胀痛、少腹胀痛、腹股沟胀痛等。

>> 原因

　　一般而言，急性前列腺炎主要是指急性细菌性前列腺炎；慢性前列腺炎主要指慢性细菌性前列腺炎、非细菌性前列腺炎和前列腺痛。

贴敷穴位

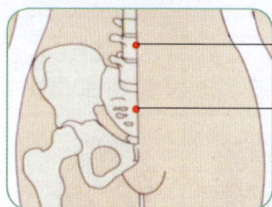

神阙穴 ——
中极穴 ——

神阙穴 在腹部，脐中央。
中极穴 在下腹部，前正中线上，当脐中下方4寸。

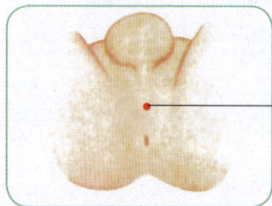

—— 会阴穴

会阴穴 在会阴部，男性在阴囊根部与肛门之间连线的中点，女性在大阴唇后联合与肛门连线的中点。

【敷贴法治疗】

配方一：
野菊花、金银花、吴茱萸、肉桂、僵蚕、蒲公英、大黄、槐花各15克，凡士林、醋各适量。

用法：
将药物研成粉，以凡士林、醋为基质制成膏。在神阙穴拔罐后，将药膏加温敷于脐部。每周2次，15次为1疗程。

野菊花	金银花	吴茱萸	肉桂	僵蚕
15克	15克	15克	15克	15克
蒲公英	大黄	槐花	凡士林	醋
15克	15克	15克	适量	适量

适应证：
慢性前列腺炎。

配方二：
吴茱萸60克，酒、醋各适量。

用法：
吴茱萸研末，用酒、醋各半调成糊状，外敷于会阴穴、中极穴，贴敷12小时，每日1次，10天为1疗程。

吴茱萸	酒	醋
60克	适量	适量

适应证：
前列腺炎。

医师提示

◎ 一定要节制性生活，避免前列腺反复充血，给予前列腺充分的恢复和调整时间。

◎ 注意尽量不饮酒，少吃辣椒、生姜等辛辣刺激的食物，以避免使前列腺及膀胱颈反复充血，加重局部胀痛的感觉。

◎ 宜多进食蔬菜、水果，以减少便秘的发生。

◎ 多饮水。

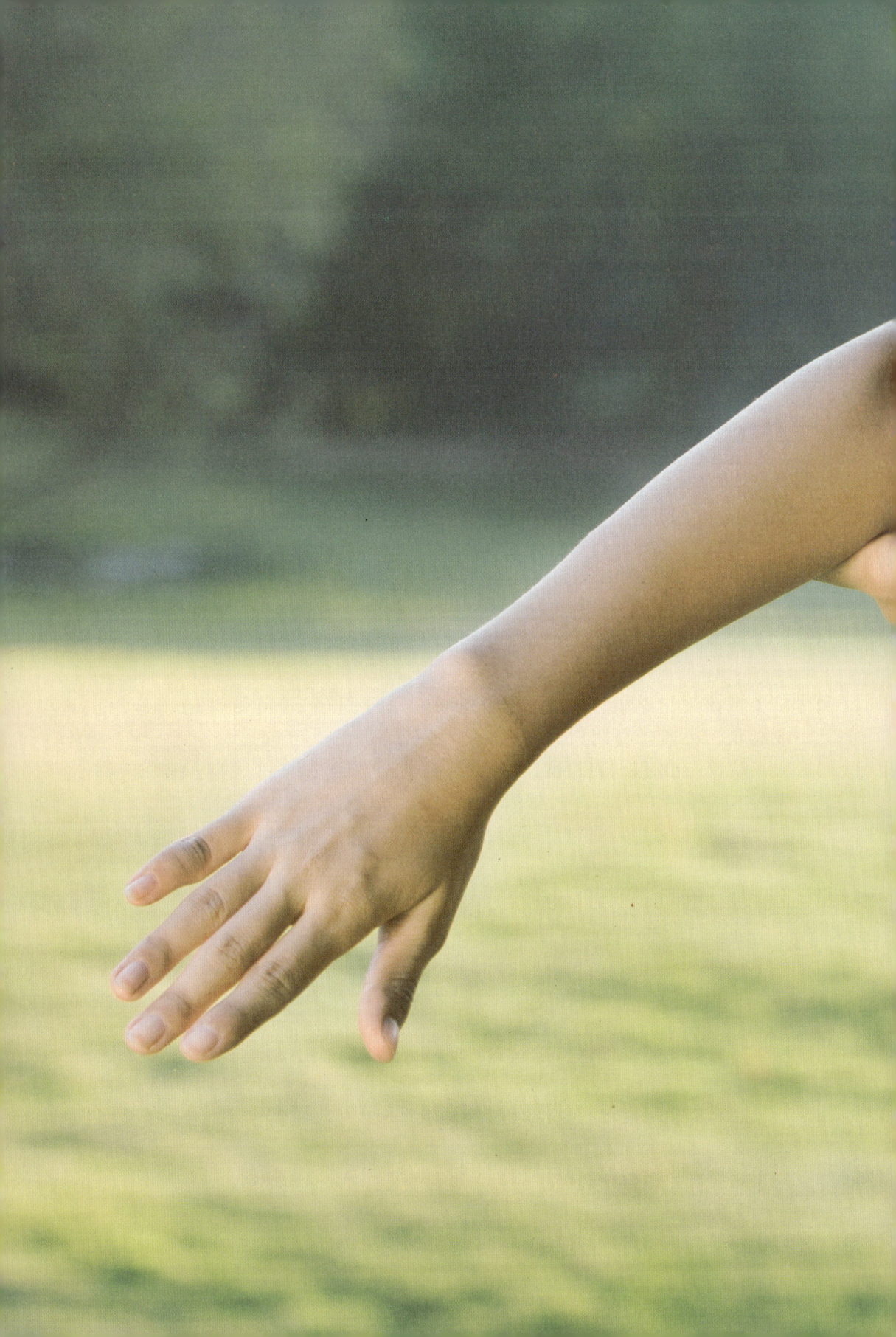

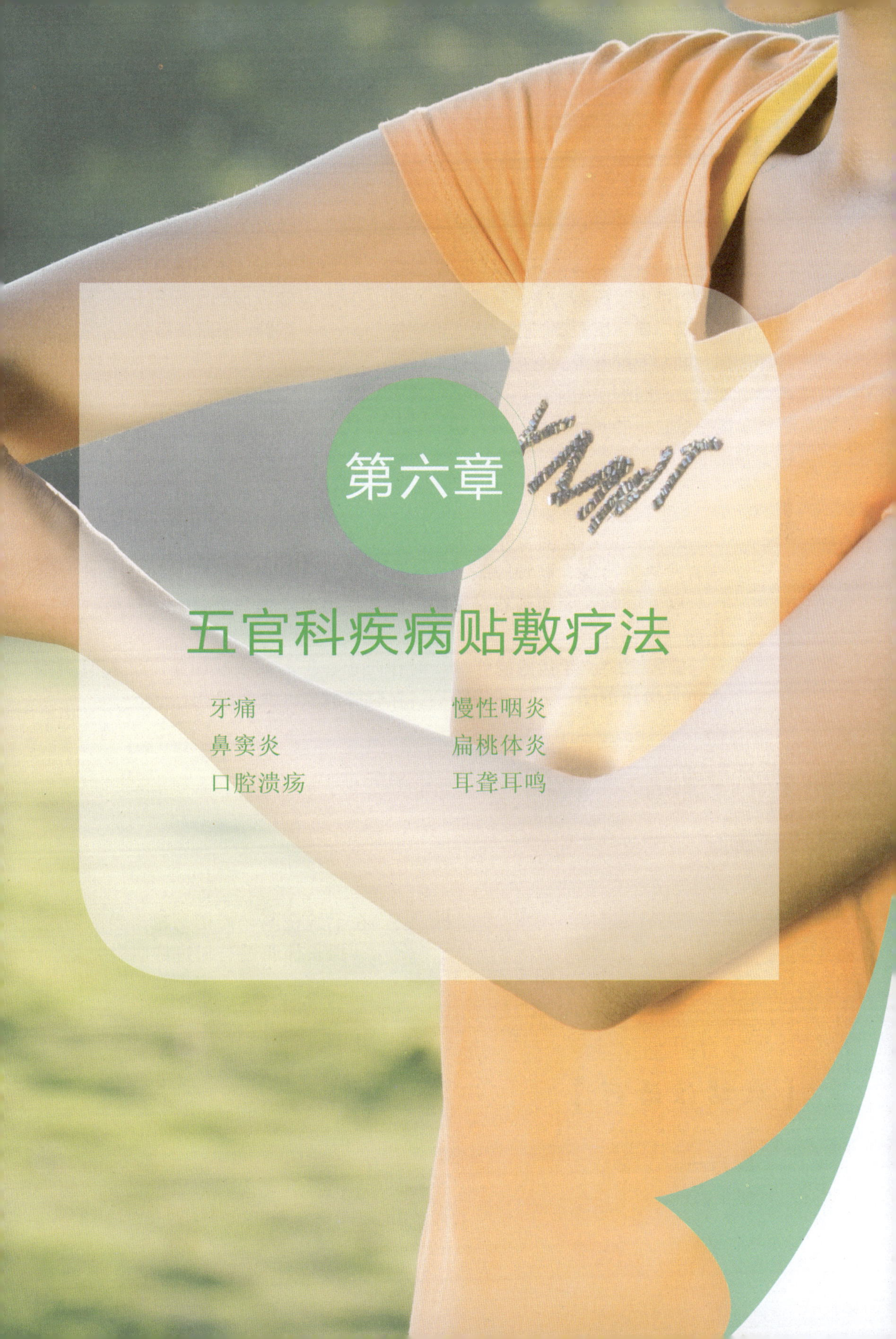

第六章

五官科疾病贴敷疗法

牙痛　　　　　慢性咽炎

鼻窦炎　　　　扁桃体炎

口腔溃疡　　　耳聋耳鸣

牙痛

》 症状表现

牙痛是多种牙齿疾病和牙周疾病的常见症状之一，其特点是以牙痛为主，牙龈肿胀，咀嚼困难，口渴口臭，或时痛时止，遇冷热刺激疼痛加重，面颊部肿胀等。牙龈鲜红或紫红、肿胀、松软，有时龈缘有糜烂或肉芽组织增生外翻，刷牙或吃东西时牙龈易出血，但一般无自发性出血。

》 原因

牙痛多由牙齿本身病变，牙周组织病变如牙周脓肿、牙周炎等引起。

辨证分型

风火相煽：牙痛发作急骤，牙痛剧烈，牙龈红肿，喜凉恶热，可兼有发热、口渴、腮颊肿胀等。

胃火炽盛：牙痛剧烈，牙龈红肿甚至出血，遇热更甚，伴口臭、尿赤、便秘等。

虚火上炎：牙齿隐隐作痛，时作时止，午后或夜晚加重，日久不愈可见齿龈萎缩，甚则牙齿松动，伴腰膝酸软、头晕眼花。

贴敷穴位

痛处。

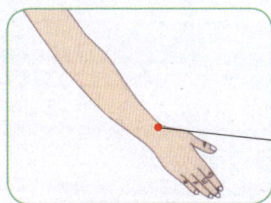

阳溪穴

阳溪穴 在手腕桡侧，拇指上翘，当两筋（拇长伸肌健与拇短伸肌腱）之间凹陷中。

【敷贴法治疗】

配方一：
独头蒜1枚。

用法：

将蒜捣成泥，备用。取高粱米般大小药泥，置于患牙对侧手腕部的阳溪穴上，外用纱布覆盖，胶布固定，24小时后取下。

适应证：

阳明郁热、风火牙痛。

独头蒜
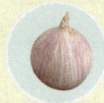
1枚

配方二：

花椒5～10克，白酒50克。

用法：

加水没过干花椒，煮3分钟，放温后，加入白酒，待凉后将花椒水过滤，倒入小瓶内，用棉花蘸此水塞入牙痛的部位咬住即可。

适应证：

牙痛。

花椒	白酒
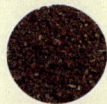	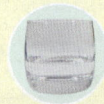
5～10克	50克

配方三：

仙人掌适量。

用法：

取一片新鲜肥大的仙人掌，用水洗净，剪去表面的针刺，再对半剖成同样厚的两片，把带浆的那一面贴在脸上牙痛的部位，一段时间后，症状即可缓解。

适应证：

牙痛。

仙人掌
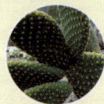
适量

医师提示

◎ 不吃过热、过酸、过甜的食物。

◎ 选用脱敏或者防酸牙膏刷牙，这两种牙膏含有氟，氟可以阻止牙齿在酸性环境中脱磷脱钙，有抗酸、止酸痛的功效。

◎ 不吃容易上火的食物，多吃清火的食物，例如芹菜、西瓜等。

◎ 保持口腔清洁，清除口腔内的细菌。

鼻窦炎

症状表现

鼻窦炎是鼻窦黏膜的非特异性炎症，为一种鼻科常见多发病，分为急性和慢性两类。主要症状有流黄色、绿色或黄绿色的臭味浓涕；交替性鼻塞；钝痛、闷胀性头痛；嗅觉减退或消失等。

原因

中医认为本病多由外感风邪，邪气长期稽留所致。

辨证分型

外感风寒：鼻塞较重，喷嚏频作，涕多而清稀，鼻音重浊。

外感风热：鼻塞而干，时轻时重，或鼻痒气热，涕少黄稠。

气滞血瘀：持续性鼻塞，涕多而黏，色白或黄稠，嗅觉不敏，声音不扬。

气虚邪滞：鼻塞时轻时重，或昼轻夜重，涕白而稀，遇寒加重，头晕头痛。

贴敷穴位

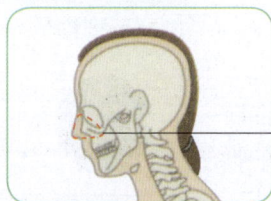

鼻腔

鼻腔 鼻窦面部投影处。

【敷贴法治疗】

配方一：
硇砂3克，白矾1.5克。

用法：
将药物共研细粉，每日吹鼻内少许，每日3次。

适应证：
急慢性鼻窦炎。

硇砂	白矾
3克	1.5克

配方二：

硼砂、雄黄、炒桃仁各3克。

用法：

将药物共研细粉，涂患处或用香油调搽，每日2次。

硼砂	雄黄	炒桃仁
3克	3克	3克

适应证：

急慢性鼻窦炎。

配方三：

甘遂、辛夷、延胡索、白芷各6克，生姜汁适量。

用法：

上药各等份，研成细末，生姜汁调成糊状，用敷料贴于患处，保持6～24小时后取下。10天1次，3次为1疗程，连续治疗2个疗程。

甘遂	辛夷	延胡索	白芷	生姜汁
6克	6克	6克	6克	适量

适应证：

鼻窦炎。

医师提示

◎ 加强体育锻炼，增强体质，预防感冒。

◎ 积极治疗急性鼻炎（感冒）和牙病。

◎ 鼻腔有分泌物时不要用力擤鼻，应堵塞一侧鼻孔擤净鼻腔分泌物，再堵塞另一侧鼻孔擤净鼻腔分泌物。

◎ 游泳时避免跳水和呛水。

◎ 患急性鼻炎时，不宜乘坐飞机。

◎ 妥善治疗变态反应性疾病，改善鼻腔、鼻窦通风引流。

口腔溃疡

>> 症状表现

主要表现为口腔局部小溃疡，灼热疼痛。

>> 原因

中医认为本病是由于心脾积热，循经上炎于口腔而发，或是心神阴虚，虚火上炎，熏灼于口。

贴敷穴位

疮面局部。

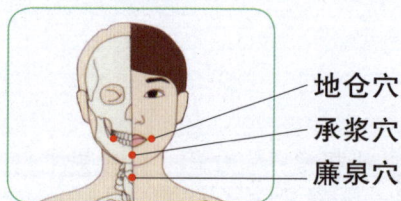

地仓穴
承浆穴
廉泉穴

地仓穴 在面部，口角旁开0.4寸处，上直对瞳孔，左右各1穴。

承浆穴 在面部，当颏唇沟的正中凹陷处。

廉泉穴 在颈部，前正中线上，结喉上方，舌骨上缘凹陷处。

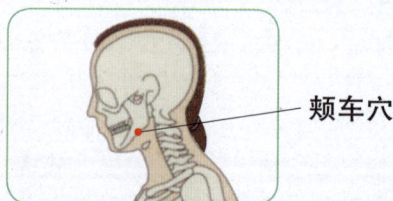

颊车穴

颊车穴 在面部，下颌角前上方约一横指（中指），当牙齿咬紧时，在咬肌隆起的最高点，按之凹陷处，左右各1穴。

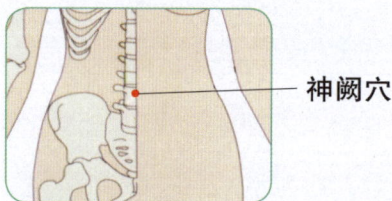

神阙穴

神阙穴 在腹部，脐中央。

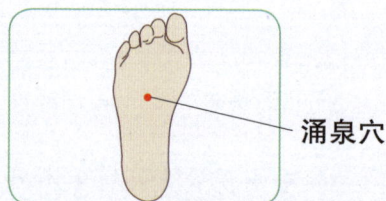

涌泉穴

涌泉穴 在足底，足底第2、第3趾趾缝纹头端与足跟连线的前1/3处，即卷足时，足心前1/3的凹陷中，左右各1穴。

【敷贴法治疗】

配方一：

草乌头、天南星、黄芩、甘草、青黛、生地、土茯苓、黄柏、地龙、马鞭草、徐长卿、冰片各3克，生姜汁适量。

草乌头	天南星	黄芩	甘草	青黛	生地	土茯苓
3克	3克	3克	3克	3克	3克	3克

黄柏	地龙	马鞭草	徐长卿	冰片	生姜汁
3克	3克	3克	3克	3克	适量

用法：

上药前12味共研细末，用生姜汁调成糊状，用时放在敷料上贴于地仓穴、颊车穴、承浆穴、廉泉穴。贴24～48小时，隔2日贴1次。

适应证：

口腔溃疡。

配方二：

细辛5克，吴茱萸10克，醋适量。

用法：

取细辛研末醋调，贴于神阙穴，胶布固定，每日1次；取吴茱萸研末醋调，贴于双侧涌泉穴，胶布固定，每日1次。

细辛	吴茱萸	醋
3克	10克	适量

适应证：

口腔溃疡。

慢性咽炎

>> 症状表现

慢性咽炎是指咽黏膜及淋巴组织的慢性炎症，常发生于中年人，临床以咽部充血、咽干、有异物、刺激感为主要表现。

>> 原因

本病属中医"虚火喉痹"的范畴，多因肺肾阴虚，金水不生，津液不得上润；或肝气升发太过，气火循经贯膈上肺，耗劫肺阴，虚火灼喉而发病。

辨证分型

肺阴不足：咽中不适，干燥微痛，干咳无痰，或痰少而黏，午后颧红，精神疲乏，手足心热，气短乏力。

肾阴亏虚：咽中不适，干燥微痛，不喜多饮，腰膝酸软，虚烦失眠，头晕眼花。

痰瘀互结：咽中不适，有痰黏附、色黄难咳，恶心欲吐，咽痛如梗。

贴敷穴位

大椎穴 在颈项部，第7颈椎棘突下凹陷中。

肺俞穴 在背部，第3胸椎棘突下，旁开1.5寸，左右各1穴。

肝俞穴 在背部，第9胸椎棘突下，旁开1.5寸，左右各1穴。

脾俞穴 在背部，第11胸椎棘突下，旁开1.5寸，左右各1穴。

胃俞穴 在背部，第12胸椎棘突下，旁开1.5寸，左右各1穴。

肾俞穴 在腰部，第2腰椎棘突下，旁开1.5寸，左右各1穴。

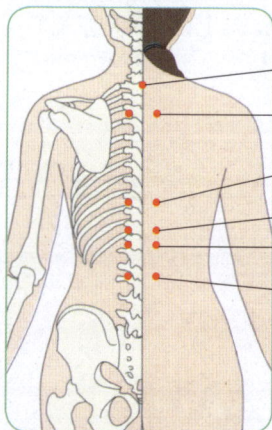

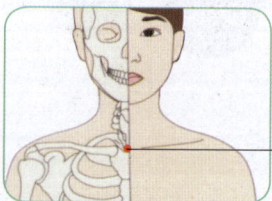

大椎穴
肺俞穴
肝俞穴
脾俞穴
胃俞穴
肾俞穴

天突穴 在颈部，前正中线上，胸骨上窝正中央。

天突穴

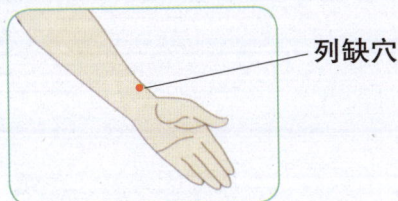

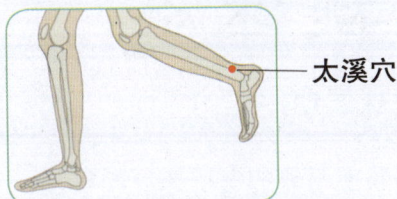

列缺穴 在小臂，掌后腕横纹桡侧端，桡骨茎突上方，腕横纹上1.5寸，左右各1穴。

太溪穴 在足内侧，内踝后方，内踝尖与跟腱之间的凹陷处，左右各1穴。

【敷贴法治疗】

配方：
六神丸4粒。

用法：
大椎穴、肺俞穴、肝俞穴、脾俞穴、胃俞穴、肾俞穴、天突穴、列缺穴、太溪穴每次选穴4～5个，六神丸4粒用水浸润，置于创可贴胶布上，对准所选穴位贴紧即可。隔日更换穴位，6次为1疗程。

适应证：
慢性咽炎。

六神丸

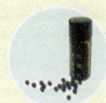

4粒

医师提示

◎ 烟酒既可刺激咽喉，又可使机体功能受损，应坚决戒除。

◎ 保持居室内空气湿润清洁，室内不吸烟，不把有刺激气味的物品放在室内。

◎ 避免用嗓过度或大声喊叫，注意休息。

◎ 时常饮用清凉润喉饮料和进食水果，每天早晨用盐水漱口。

◎ 适量参加体育活动，增加体质与抗病能力。

扁桃体炎

≫ 症状表现

咽喉部两侧的扁桃体红肿疼痛，表面或有黄白色脓样分泌物。

≫ 原因

中医认为本病常因外感风热或多食辛辣香燥之品而诱发。

辨证分型

风热壅肺：扁桃体红肿疼痛，干燥灼热。可伴发热、汗出、头痛、咳嗽，小便黄。

胃火痰盛：扁桃体红肿灼热疼痛，咽喉有堵塞感，高热，口渴喜饮，头痛，痰黄黏稠，大便秘结，小便短赤。

阴虚火旺：扁桃体微肿、疼痛，喉间有异物感，咽干喉燥，声音嘶哑，不欲饮水，手足心热，午夜尤甚。

贴敷穴位

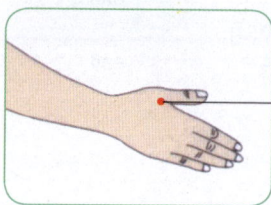

合谷穴

合谷穴 在手背，第1、第2掌骨间，当第2掌骨桡侧的中点处，左右各1穴。

【敷贴法治疗】

配方：
紫皮蒜1瓣。

用法：
将紫皮蒜捣成泥，放入直径为1厘米、高度为0.3厘米的凹槽中（片剂铝箔包装材料），于晚8点固定在合谷穴上，第2天早8点去掉。蒜泥不要直接接触皮肤，可以敷纱布上以减轻对皮肤的刺激，防止起泡。

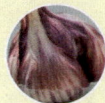

紫皮蒜

1瓣

适应证：
扁桃体炎。

耳聋耳鸣

》》症状表现

耳鸣是自觉耳内有声，多为蝉鸣样鸣响；耳聋是重听或失听。

》》原因

病因尚不明确，普遍认为是耳内动脉痉挛，局部组织缺血、缺氧，或病毒感染，损伤内耳听神经、耳蜗毛细胞所致。

贴敷穴位

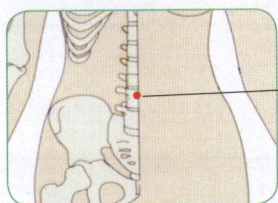

——神阙穴

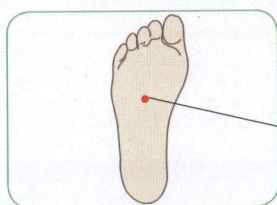

——涌泉穴

神阙穴 在腹部，脐中央。

涌泉穴 在足底，足底第2、第3趾趾缝纹头端与足跟连线的前1/3处，即卷足时，足心前1/3的凹陷中，左右各1穴。

【敷贴法治疗】

配方：
细辛、木香、石菖蒲、磁石、麝香各12克，白酒适量。

细辛	木香	石菖蒲	磁石	麝香	白酒
12克	12克	12克	12克	12克	适量

用法：
上药研末以白酒调成糊状，贴敷于神阙穴及双侧涌泉穴。另外以纱条蘸药粉塞耳，每日1次。以上治疗28天为1疗程，疗程间休息5天，连续3个疗程。

适应证：
耳聋耳鸣。

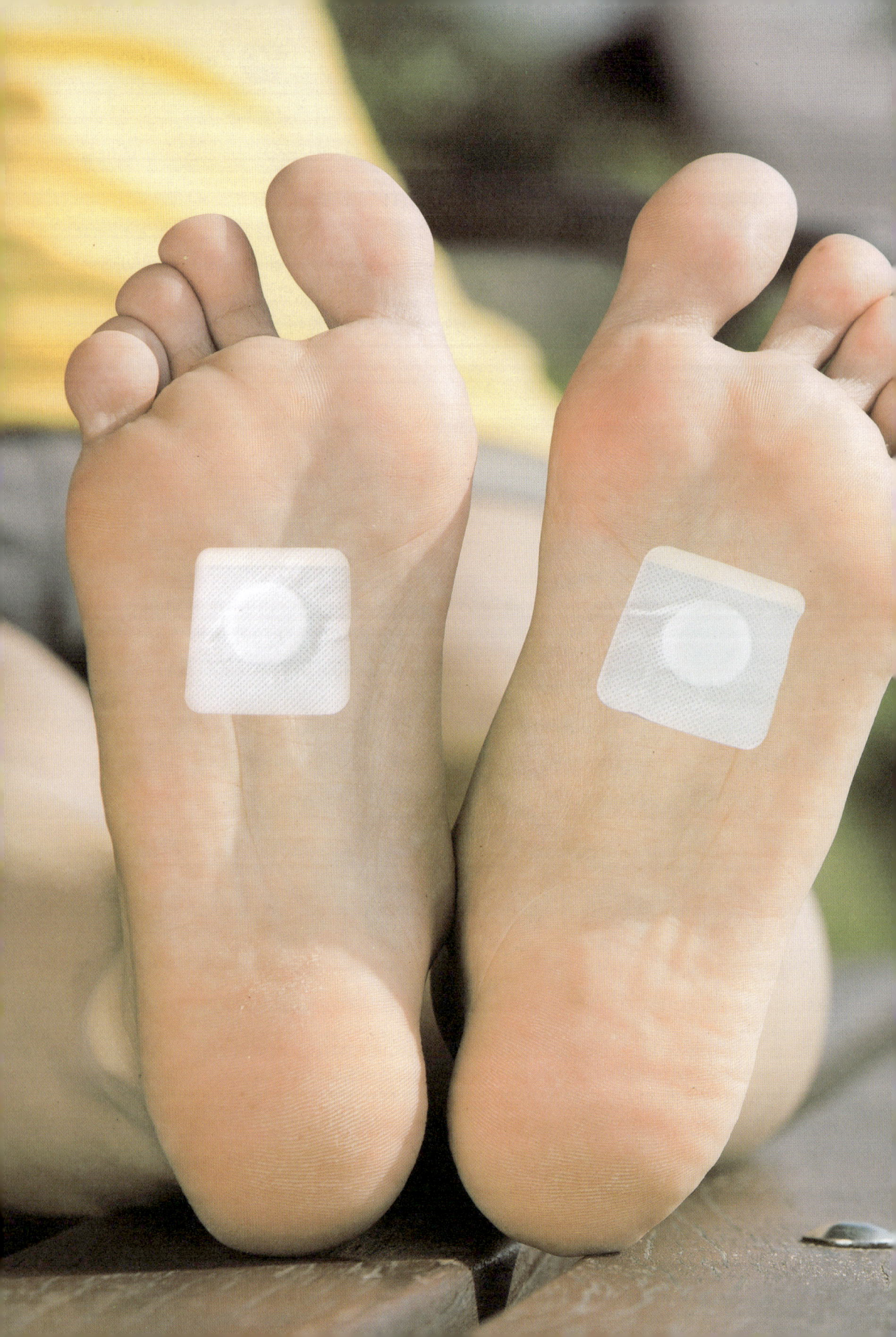

第七章

皮肤科疾病贴敷疗法

痤疮　　　湿疹　　　黄褐斑

痤疮

>> 症状表现

痤疮又称"粉刺""青春痘"，是青春期男女常见的一种毛囊及皮脂腺慢性炎症。好发于颜面、胸背部，可形成黑头粉刺、丘疹、脓包、结节、囊肿等损害，常伴有皮脂溢出。

>> 原因

中医认为人在青春期生机旺盛，由于先天禀赋的原因，使肺经血热郁于肌肤，熏蒸面部而发为疮疹，或冲任不调，或恣食肥甘辛辣之品而致。

辨证分型

肺经风热：丘疹多发于颜面、胸背上部，色红或有痒痛。
湿热蕴结：丘疹红肿疼痛，或有脓包，伴口臭、便秘、尿黄。
痰湿凝滞：丘疹以脓包、结节、囊肿、瘢痕等多种损害为主，伴纳呆、便溏。
冲任失调：女性患者经期皮疹增多或加重，经后减轻，伴月经不调。

贴敷穴位

病变局部。

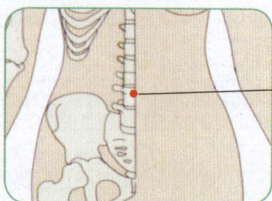

—— 神阙穴　　**神阙穴** 在腹部，脐中央。

【 敷贴法治疗 】

配方一：
黄连15克，夏枯草、羌活、海藻、白芷、僵蚕各6克，冰片、蜂蜜各少许。

黄连	夏枯草	羌活	海藻	白芷	僵蚕	冰片	蜂蜜
15克	6克	6克	6克	6克	6克	少许	少许

用法:

上述前7味药研磨后以蜂蜜调糊,用消毒棉棒蘸取适量涂于病变局部,每日2次,10日为1疗程。

适应证:

痤疮。

配方二:

黄芩、黄连、黄柏、大黄、连翘各12克,醋适量。

黄芩	黄连	黄柏	大黄	连翘	醋
12克	12克	12克	12克	12克	适量

用法:

以上药物研为细末后,用醋适量调和均匀,敷于神阙穴中,外用麝香壮骨膏固定,每日1次,10日为1疗程。

适应证:

痤疮。

医师提示

◎油性皮肤面部皮肤的油脂清理很重要,应该每天多用热水洗几次脸,可以选用硫黄香皂、硼酸香皂等抑制皮脂分泌的香皂,在鼻翼部位的皮肤应该重点清洗。

◎不提倡用手和器械机械挤压痤疮,否则容易留下色素沉着和瘢痕。

湿疹

>> 症状表现

湿疹表现为多形性皮损，对称分部，易于渗出，自觉瘙痒，反复发作和慢性化，中医称为湿疮。

>> 原因

本病原因复杂，目前多认为是过敏性疾病，属迟发型变态反应。中医认为本病乃禀赋不足，风湿热邪客于肌肤而成。

辨证分型

湿热浸淫： 发病急，可泛发全身各部，初起皮损潮红灼热、肿胀，继而皮疹成片或水泡密集，渗液流津，瘙痒不休，伴身热、心烦、口渴、大便干、小便短赤。

脾虚湿盛： 发病较缓慢，皮损潮红、瘙痒，抓后糜烂，可见鳞屑，伴纳少神疲、腹胀便溏。

血虚风燥： 病情反复发作，病程较长，皮损色黯或色素沉着，粗糙肥厚，呈苔藓样变，剧痒，皮损表面有抓痕、血痂和脱屑。

贴敷穴位

患处。

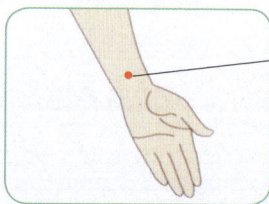

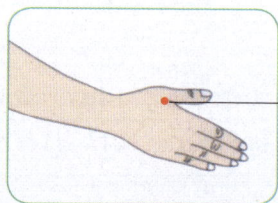

内关穴 在小臂掌侧，腕横纹直上2寸，掌长肌腱与桡侧腕屈肌腱之间，左右各1穴。

合谷穴 在手背，第1、第2掌骨间，当第2掌骨桡侧的中点处，左右各1穴。

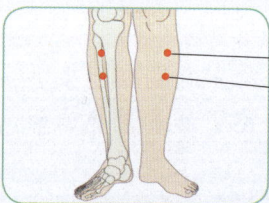

足三里穴 在小腿前外侧，外膝眼（犊鼻穴）下3寸，胫骨前缘外侧约一横指处，左右各1穴。

上巨虚穴 在小腿前外侧，在外膝眼（犊鼻穴）下6寸，足三里穴下3寸，左右各1穴。

【敷贴法治疗】

配方一：

苦参15克，土茯苓、金银花各9克，蝉蜕6克，凡士林适量。

苦参	土茯苓	金银花	蝉蜕	凡士林
15克	9克	9克	6克	适量

用法：

上药研细末，用凡士林调成膏状，贴敷于患处、足三里穴、合谷穴、内关穴、上巨虚穴，每次选两个穴位，7天1疗程，每次药干后取下。

适应证：

湿疹。

配方二：

苦参60克，白鲜皮30克，冰片3克。

苦参	白鲜皮	冰片
60克	30克	3克

用法：

上药研细末，装瓶备用。使用时以粉扑蘸药粉，扑于患处，每日2～3次。

适应证：

适用于湿热型湿疹。

医师提示

◎ 注意饮食起居，生活要规律，避免精神紧张，保持乐观开朗的为人处世态度。适当进行体育锻炼，劳逸结合。

◎ 避免各种外界刺激，如热水烫洗、过度搔抓等，少接触化学用品，如肥皂、洗衣粉、洗洁精等。

◎ 避免可能致敏和刺激性的食物，如辣椒、浓茶、咖啡、酒类。

◎ 注意个人卫生，衣服要宽松舒适，尽量选择纯棉制品。

◎ 在专业医师指导下用药，切忌乱用药。

黄褐斑

》症状表现

多见于慢性病患者、成年妇女或孕妇，临床表现颜面部出现黄褐色或淡黑色斑片，多对称分布，无自觉症状，日晒后色斑加重。

》原因

中医认为本病多由于平素性情忧思抑郁，肝气郁滞，血瘀于面；或脾气不足，气血不能荣于面；或肾水不足，虚热内蕴，郁结不散，致使颜面气血失和而发病。

辨证分型

气滞血瘀：面色晦黯，斑色较深，口唇黯红。伴经前少腹痛、胸胁胀痛、急躁易怒，喜叹息。

肝肾阴虚：斑呈咖啡色，伴手足心热、失眠多梦、腰膝酸软。

脾虚湿困：面色㿠白，斑色黯淡，体胖，疲倦乏力。

贴敷穴位

病变局部。

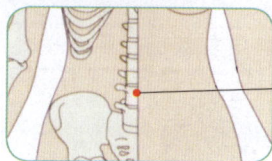

———— 神阙穴

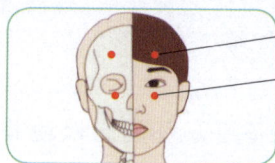

———— 阳白穴
———— 四白穴

神阙穴 在腹部，脐中央。

阳白穴 在前额，瞳孔直上，眉上1寸，左右各1穴。

四白穴 在面部，双眼平视时，瞳孔正中央下约2厘米处，左右各1穴。

【敷贴法治疗】

配方一：

白芷、白茯苓、白及、杏仁、桃仁粉各50克，蛋清半个，橄榄油2滴。

白芷	白茯苓	白及	杏仁	桃仁粉	蛋清	橄榄油
50克	50克	50克	50克	50克	半个	2滴

用法：

将上药混合后装瓶备用。用时取瓶中混合好的中药粉1小匙，放入碗中，加入蛋清适量调成糊状，再加橄榄油2滴混匀。用小刷子将面膜均匀地涂于四白穴、阳白穴，20～30分钟后洗净，每周2～3次。

适应证：

气滞血瘀型黄褐斑。

配方二：

当归、白芷、白茯苓、白及、白术、麦冬、熟地各12克，凡士林适量。

当归	白芷	白茯苓	白及	白术	麦冬	熟地	凡士林
12克	12克	12克	12克	12克	12克	12克	适量

用法：

以上药物研末后，用凡士林调成膏状，贴于神阙穴内，外用胶布固定，每日1次，10次为1疗程。

适应证：

肝肾阴虚型黄褐斑。

医师提示

◎ 由于日晒与发病或病情加重有一定关系，故应注意防晒，外出时可外搽含避光剂的膏霜类（如5%二氧化钛霜、5%水杨酸苯甲酸软膏）或撑遮阳伞等。

◎ 注意休息，避免熬夜及精神紧张。

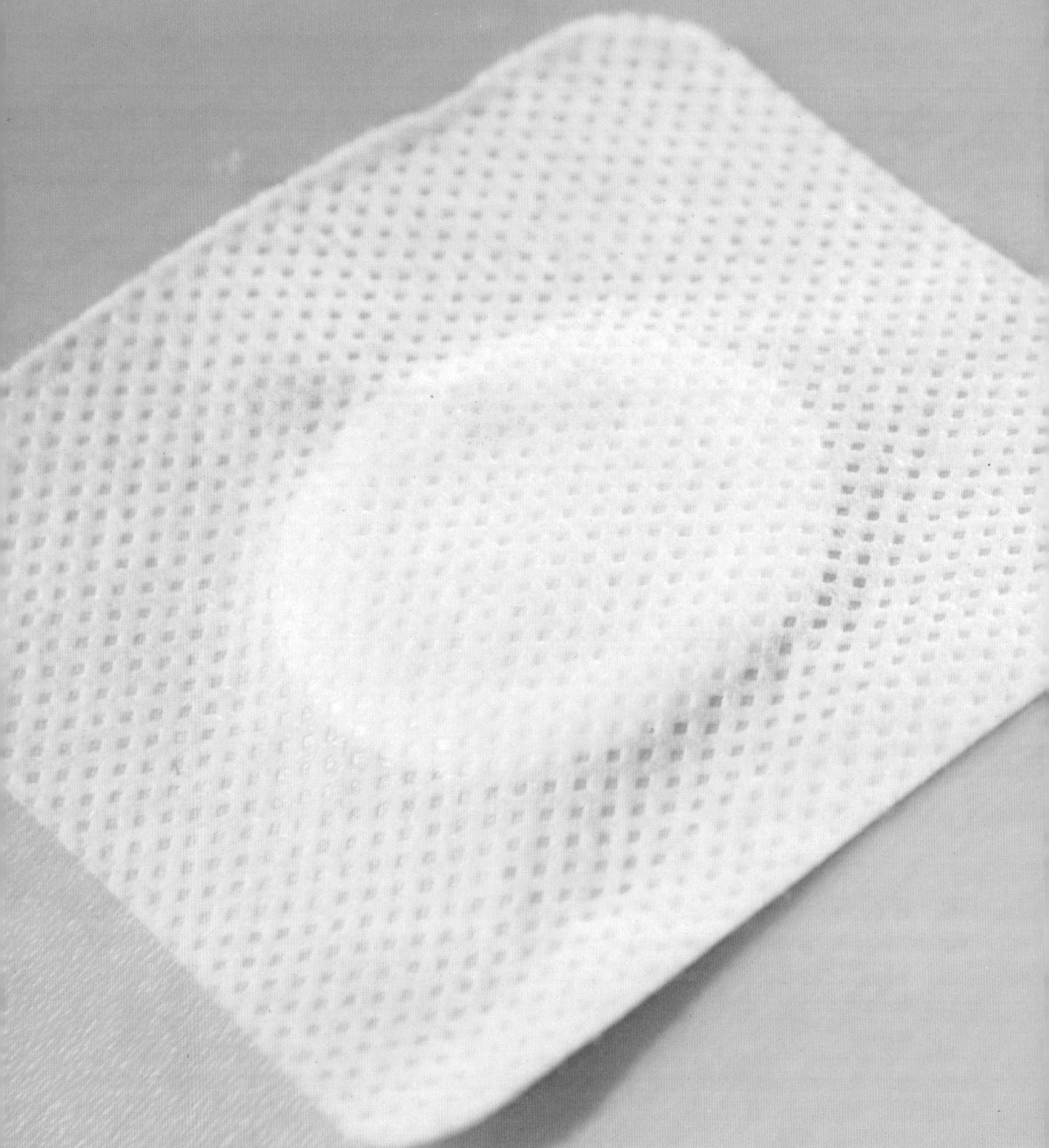

第八章

儿科疾病贴敷疗法

小儿咳嗽　　小儿鹅口疮　　小儿厌食症

小儿咳嗽

》症状表现

咳嗽是小儿时期常见的肺系疾病之一，临床以发热、咳嗽、痰壅、气急、鼻扇为主症。

》原因

中医认为本病外因责之于感受风邪，或由其他疾病传变而来；内因责之于小儿形气未充，肺脏娇嫩，卫外不固。

辨证分型

风寒闭肺：恶寒发热，无汗，呛咳不爽，呼吸气急，痰白而稀，口不渴，咽不红。

风热闭肺：初起见发热恶风，咳嗽气急，痰多，痰稠黏或黄，口渴咽红。

毒热闭肺：高热持续，咳嗽剧烈，气急鼻扇，甚至憋喘，涕泪俱无，鼻孔干燥如烟煤，面赤唇红，烦躁口渴，溲赤便秘。

贴敷穴位

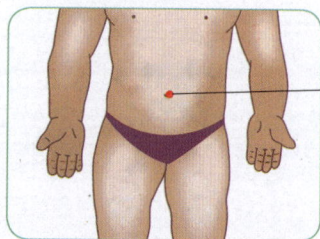

神阙穴

神阙穴 在腹部，脐中央。

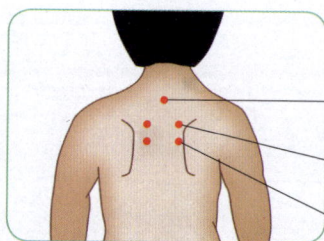

大椎穴

风门穴

肺俞穴

大椎穴 在颈项部，第7颈椎棘突下凹陷中。

风门穴 在背部，第2胸椎棘突下，旁开1.5寸，左右各1穴。

肺俞穴 在背部，第3胸椎棘突下，旁开1.5寸，左右各1穴。

【敷贴法治疗】

配方一：

桂枝、防风、细辛各3克，姜汁适量。

用法：

上述前3味药研为细末，姜汁调糊，贴敷于肺俞穴、大椎穴、风门穴，每日1次，3次为1疗程。

桂枝	防风	细辛	姜汁
3克	3克	3克	适量

适应证：

风寒闭肺证。

配方二：

桔梗、杏仁、款冬花各6克，生姜汤适量。

用法：

上述前3味药研末后，用生姜汤调和成膏状，放于脐中，外用胶布固定，每日1次，5次为1疗程。

桔梗	杏仁	款冬花	生姜汤
6克	6克	6克	适量

适应证：

小儿咳嗽。

医师提示

◎ 要保持室内空气新鲜、安静，让孩子休息好。

◎ 在饮食上要吃易消化、高热量和富有维生素的食物，以软的食物最好，从而有利于消化道的吸收。

◎ 注意气候的变化，随时给小儿增减衣服，防止伤风感冒。

小儿鹅口疮

>> 症状表现

鹅口疮又名"雪口"，是以口腔、舌上白屑或白膜满布，状如鹅口为特征的婴幼儿常见口腔炎。

>> 原因

西医认为本病为口腔黏膜感染白色念珠菌，或者长期使用广谱抗生素而引起菌群失调。中医认为本病与心脾积热和虚火上炎有关，多见于体弱及营养不良等慢性病婴儿。

贴敷穴位

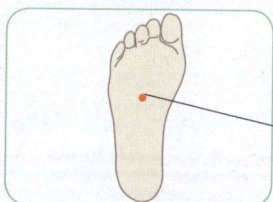

涌泉穴

涌泉穴 在足底，足底第2、第3趾趾缝纹头端与足跟连线的前1/3处，即卷足时，足心前1/3的凹陷中，左右各1穴。

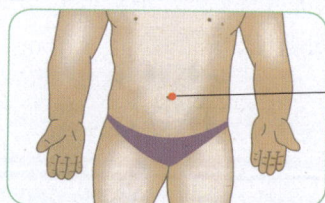

神阙穴

神阙穴 在腹部，脐中央。

【敷贴法治疗】

配方一：
细辛6克，独头蒜1个。

用法：
取细辛研末，独头蒜捣烂为泥状，两者混合调成膏状，把药膏分别涂于2厘米见方的纱布或白布上，睡前贴于涌泉穴上，用胶布固定，晨起后去除。每天1次，一般1次可愈。

适应证：
小儿鹅口疮。

细辛	独头蒜
6克	1个

配方二：

吴茱萸30克，米醋适量。

用法：

吴茱萸研末，用米醋调成糊状，分成2份，分别摊于2块纱布上，贴敷于双侧涌泉穴上，胶布固定。每天1次，10次为1疗程。

适应证：

小儿鹅口疮。

吴茱萸	米醋
30克	适量

配方三：

生半夏6克，黄连、栀子各3克，陈醋适量。

用法：

将前3味药研成粉末，用适量陈醋调和成糊状，睡前贴于脐部，上盖纱布，用胶布固定。重者可连敷2～4次。

适应证：

小儿鹅口疮。

生半夏	黄连	栀子	陈醋
6克	3克	3克	适量

配方四：

黄连粉适量。

用法：

黄连粉适量，每日填脐1次，外用纱布覆盖。

适应证：

鹅口疮。

黄连粉
适量

医师提示

◎ 婴幼儿进食的餐具清洗干净后再蒸10～15分钟。

◎ 哺乳期的母亲在喂奶前应用温水清洗乳晕和乳头，而且应经常洗澡、换内衣、剪指甲，每次抱孩子时要先洗手。

小儿厌食症

>> 症状表现

　　小儿厌食症是儿科常见病之一，主要表现为食欲不振、厌恶进食、食不知味、脘腹胀满。部分患儿还表现有性情急躁、好动多啼、咬齿磨牙、睡眠不安等症状，严重者可致营养不良、发育迟缓。

>> 原因

　　本病的发生以饮食不节、喂养不当为主要原因。

辨证分型

脾失健运： 食欲不振，厌恶进食，食而乏味，或伴有胸脘痞闷，嗳气泛恶，大便不调。

脾胃气虚： 不思进食，食而不化，大便偏稀、夹不消化事物，面色少华，形体偏瘦，肢倦乏力。

脾胃阴虚： 不思进食，食少饮多，皮肤失润，大便偏干，小便短黄，甚或烦躁少寐，手足心热。

贴敷穴位

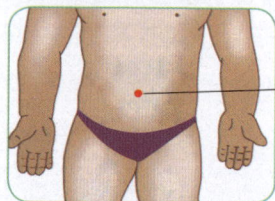

神阙穴

神阙穴 在腹部，脐中央。

【敷贴法治疗】

配方一：
槟榔2份，高良姜1份。

用法：
将以上药物共研细末，装瓶备用。将药末填充脐中，以纱布（盖住肚脐为度）覆盖，用胶布固定。

适应证：
小儿厌食症。

槟榔	高良姜
2份	1份

配方二：

丁香、苍术各3克，砂仁、白术、鸡内金、厚朴各5克，米醋适量。

丁香	苍术	砂仁	白术	鸡内金	厚朴	米醋
3克	3克	5克	5克	5克	5克	适量

用法：

将前6味药物共研细末，装瓶备用。用时取药粉3克，米醋调糊，贴敷脐部，再以纱布覆盖，用胶布固定。

适应证：

小儿厌食症。

配方三：

炒神曲、炒麦芽、焦山楂各10克，炒莱菔子6克，炒鸡内金5克。

炒神曲	炒麦芽	焦山楂	炒莱菔子	炒鸡内金
10克	10克	10克	6克	5克

用法：

将上述药物共研细末，加淀粉1～3克，用开水调成糊状。晚上睡前敷于患儿脐上，外用绷带固定，次晨取下。每日1次，5次为1疗程。如不愈，间隔1周，再进行第2个疗程。

适应证：

小儿厌食症。

配方四：

麦芽、神曲、山楂各6克，槟榔3克。

用法：

将上药共研为细末，装瓶备用。用时取药粉适量填脐，外用胶布固定，每日1次。

适应证：

厌食症。

麦芽	神曲	山楂	槟榔
6克	6克	6克	3克

配方五：

乳香、山楂、生大黄、鸡内金、桃仁各10克。

乳香	山楂	生大黄	鸡内金	桃仁
10克	10克	10克	10克	10克

用法：

将上药共研为细末，加清水适量调匀敷脐，每晚贴敷，次晨去除。3次为1疗程，连续2～3个疗程。

适应证：

厌食症。

医师提示

◎ 保持良好的进食习惯，如有慢性疾病和营养不良，须及早治愈。

◎ 积极进行户外运动。